Y A-T-IL UNE ERREUR QU'ILS N'ONT PAS COMMISE ?

Christian Perronne est un médecin français spécialisé dans le domaine des pathologies tropicales et des maladies infectieuses émergentes. Professeur d'université, il a également présidé la commission des maladies transmissibles du Haut Conseil de la santé publique.

PROFESSEUR CHRISTIAN PERRONNE

Y a-t-il une erreur qu'ILS n'ont pas commise ?

Covid-19 : l'union sacrée
de l'incompétence et de l'arrogance

ALBIN MICHEL

Cet ouvrage a été rédigé
en collaboration avec Ambre Bartok.

ISBN : 978-2-253-07838-8 – 1re publication LGF

Sommaire

Préface

« La France est prête à empêcher une seconde vague », c'est ce que claironne Olivier Véran sur le plateau de Jean-Jacques Bourdin le 10 juillet dernier. Jean-Michel Blanquer clame le 29 août, dans les colonnes du *JDD*, que « nous sommes préparés à tout », et le Premier ministre embraye avec un « tout est prêt », le 1er septembre à Châteauroux. Donc, on est pépères : si on a mal géré au début de la pandémie de coronavirus, la fois prochaine, on va jouer toutes les balles.

Côté dépistage, on est opérationnels, sauf que… Le dépistage est gratuit, par conséquent, les labos sont pris d'assaut. Résultat, tout le monde ne peut pas se faire explorer la narine. D'autant que certains se font tester plusieurs fois. Ça ne vient pas à l'idée de nos dirigeants d'autoriser un seul test par personne. Et il ne leur traverse pas non plus l'esprit de former (ça prend dix minutes) les médecins généralistes, pharmaciens et infirmiers libéraux, à tester, dès le début de la ruée. Demander de l'aide aux laboratoires vétérinaires, installer des dépistages itinérants ? Ils n'y pensent pas. Non, chez nous, on préfère engorger.

Très vite, il n'est plus possible d'aller dans les labos, ou alors il faut attendre son tour la journée entière. Le dépistage, ce sera sur rendez-vous. Dans une semaine ou deux pour la plupart des Français… Parfait ! Et ce n'est pas fini. Quand le test est fait, il faut patienter une semaine de plus pour avoir les résultats. En attendant, inutile de vous préciser que le virus fait la danse de la joie. Je dis que les tests ne sont pas fiables ? Non, les tests contaminés avant prélèvement, je ne veux pas en parler. Des faux positifs non plus. Ça n'intéresse sans doute pas les gens de savoir que les tests révèlent qu'on est infectés, alors qu'on ne l'est pas ou plus. C'est en tout cas ce que doit se dire le gouvernement, parce que, sur ça, motus et bouche cousue. Voilà pour la gestion du dépistage.

Ah, non ! J'oublie d'ajouter qu'on nous promet des tests salivaires depuis l'été, et que fin novembre, toujours rien dans mes jumelles. Les gosses, le coup du coton-tige d'un mètre dans le pif, ça ne le fait pas. Mais là aussi, comme depuis le début de l'épidémie, on nous demande d'être patients. Parce qu'on est en train de tester les tests ! Aaaaah, OK.

Je passe au dossier «masques». On se souvient tous d'Olivier Véran nous annonçant, le 6 mars dernier, que «l'usage du masque en population générale n'est pas recommandé et n'est pas utile». Mais depuis qu'on en a à la pelle, le discours s'ajuste. Finalement, on va devoir le porter dans les lieux clos. Bien ! Et puis, on va aussi nous le flanquer dans la rue pendant qu'on y est, parce qu'on ne sait jamais, l'air pourrait faire grève, ne plus se renouveler. Soit dit en passant, sauf à s'agglutiner les uns aux autres, il n'a jamais été démontré que la charge virale dans l'atmosphère serait suffisante pour infecter les gens. Et tant que j'y suis, j'enfonce le clou en certifiant qu'il n'y a aucun consensus médical pour le port du masque en extérieur. C'est une décision politique, «une mesure de précaution», comme on nous le serine le 28 août.

Et de précaution contre quoi ? Notre crétinerie. Il faut dire les choses comme elles sont, ce gouvernement nous pense incapables d'enfiler un masque en lieu clos, et de l'enlever quand on en sort. Ou alors il estime qu'il y a bien trop de morts pour qu'on prenne le moindre risque. Sauf que le 28 août, le jour où le port du masque est généralisé, on a 387 patients en réanimation et 20 morts du coronavirus en France depuis le rebond épidémique. Réjouissons-nous cependant, on ne nous demande pas, comme le préconise l'administratrice en chef de la santé publique du Canada, de « porter le masque pendant les relations sexuelles » ni de privilégier la « sexualité en solo ».

Parlons maintenant du couvre-feu. Et là encore, je félicite la gouverne. Il est décidé qu'à partir du 23 octobre, à 21 heures, on se brosse les dents, pipi et au lit ! Pourquoi ? Parce que le virus à cette heure-là devient très très méchant. Un genre de Gremlins sûrement. Les gens commencent à se poser des questions, on voit des yeux écarquillés dans tous les sujets des journaux télévisés. Pour ma part, je ne m'en pose pas, je trouve cette idée éclairée. Tout le monde va se précipiter dans les bars et les restaurants avant 21 heures, ce qui équivaut à un virus qui va proliférer. Personne au sommet de l'État ne se dit que ce serait peut-être mieux, a contrario, d'étaler les heures de fréquentation ? Non. En voulant freiner les contaminations, on crée des foyers de contagion. Et je ne parle pas des fêtes organisées à la maison. Parce que ça, à ce moment-là, ça foisonne. Susanna, mon éditrice, me fait remarquer d'ailleurs qu'« on ne dit plus qu'on va à une fête mais à un cluster ».

Trop, c'est trop ! Emmanuel Macron descend du mont Olympe et annonce un nouveau confinement. Il avait assuré qu'il ferait tout pour l'éviter, mais comme on est des sales gosses, on est collés. Les regards exorbités des passants laissent place aux rugissements des patrons de restos, car le message est clair : ils vont tous devoir fermer. Le nouveau credo du gouvernement, c'est : tu n'as plus droit qu'à l'essentiel. Ce qui nous amène à ouvrir le dossier « économie ».

En effet, après les restaurants, ce sont tous les magasins qui sont appelés à fermer, excepté les grandes surfaces. Elles resteront ouvertes, nous explique-t-on, parce que, si on a besoin de quoi que ce soit, c'est leur rayon. Les petits patrons passent du côté obscur de la force pendant quelques heures, mais finissent par se plier aux nouvelles (in)dispositions. Il faut dire que le gouvernement avait prévu la grogne et préparé le carnet de chèques. Du coup, tout le monde la ferme, la boutique, s'accordant pour dire que c'est beau l'altruisme… même s'il est semi-intéressé quand même, parce que les aides accordées, il va falloir les rembourser, mais, pour l'instant, ce n'est pas le propos.

Le propos, c'est ce qu'on considère essentiel – ou pas. Et là, on entre dans une nouvelle ère. Appelons-la l'ère « Esprit, es-tu là ? ». Des gars qui ont fait l'ENA débattent sur l'essentialité ou non des thermomètres à gigot, pendant que les mamans de France sont déjà confrontées au premier « j'ai perdu mon bonnet » de l'année, alors que les magasins de vêtements sont fermés. Même chose pour les coiffeurs. À voir Jean Castex, on comprend bien que ce n'est pas essentiel pour lui, mais pour beaucoup si, « parce que ça redonne le moral aux Français », dixit l'un d'eux.

Trêve de mauvais esprit, on le sait tous, ce qui est indispensable ne se trouve ni chez un cordonnier ni chez un bijoutier, un chocolatier, un vendeur de jouets, un fleuriste ou un armurier. Ah ! si, les armuriers ont le droit de rester ouverts, mea culpa. Se promener dans la forêt à plus de six, c'est niet pour les Français, mais chasser, c'est autorisé pendant le confinement, et eux, ils ont le droit de le faire en meute !

En tout cas, tous les autres commerces de proximité doivent tirer le rideau. Et la langue. Et ça ne leur plaît pas du tout. Ils crient à l'injustice, à la concurrence déloyale puisque les géants d'Internet, Amazon et consorts, restent ouverts. Du coup, l'Élysée décide, plutôt que d'autoriser certains commerces, de fermer tous les rayons non alimentaires dans les grandes surfaces. Traduction : de tirer tout le monde vers le bas. Comme ça passe mal dans la population, et particulièrement chez les patrons indépendants, le chef du gouvernement prend la parole au journal télévisé. Je loupe son intervention, mais lui aussi visiblement, puisque, le lendemain, beaucoup de petits commerces rouvrent, comme s'il n'avait jamais parlé.

Et parmi eux, les librairies, qui sont vent debout, envers et contre tout. Ils appellent leur ministre au secours, mais Dame Bachelot leur sert des fables de Sa Fontaine, comme elle l'a fait la veille aux autres secteurs de la culture. Les éditeurs et auteurs rejoignent la Résistance, rédigent une pétition, signée par 200 000 personnes en deux jours, et sont finalement reçus par le ministre de l'Économie. Que disent-ils à Bruno Le Maire ? Que jamais le livre n'a été interdit dans l'histoire de l'humanité, même sous le régime nazi ? Non, ces gens sont sûrement trop bien élevés pour le formuler comme ça. Mais moi pas. Lui disent-ils que son gouvernement, plutôt que de jouer de malchance, joue d'incompétence ? Sûrement pas, non plus. Mais moi si. Les métros sont bondés ? Ils nous expliquent qu'ils vont mettre moins de trains, et en réduire la fréquence de passage. Les classes sont surchargées d'élèves ? Ils ne pensent pas à les dédoubler, alors que les mairies proposent de mettre les bibliothèques, gymnases et théâtres à disposition des écoliers. Ils ferment les relais routiers, encore un truc bien pensé ! Les gars ne peuvent plus se laver, plus manger chaud. On n'a plus le droit d'aller dans les magasins, mais on a le droit de s'amasser devant des « click and collect » !

Comment font-ils pour décider de trucs aussi insensés ? Ils jouent à pile ou face ? Non, ils répètent en boucle que tout ça, c'est pour sauvegarder la vie des Français. Sauf que chacune de leurs actions est un non-sens sanitaire. Et ils mettent des semaines à revenir sur ces décisions. Donneurs de leçons, inefficaces et arrogants, c'est sûr.

Menteurs aussi. Il y a en France, 5 100 lits de réanimation, et ce, depuis bien avant la crise. Le 28 mars, Olivier Véran nous annonce qu'on en aura bientôt 14 500. Puis, finalement, ce sera 12 000, et en fin de compte, désolé, ce sera 10 000. Je connais des girouettes qui ont plus de constance que lui, mais avançons. La vérité, c'est qu'il y en a aujourd'hui 5 800.

Le ministre de la Santé promet aussi 10 000 respirateurs, et là, alléluia, il fait ce qu'il dit ! Ah, non, pas alléluia, les respis ne sont pas adaptés, pire : « Si vous vous en servez pour un syndrome respiratoire aigu, vous avez un risque de tuer le patient au bout de trois jours. Parce que ce n'est pas fait pour ça », précise un réanimateur du CHU de Nantes. C'est le premier à le dire, il est ensuite suivi par tous les autres.

Les réactifs pour tester les patients, vous vous souvenez qu'en début de crise, on n'en avait pas assez. Le ministre affirme en fin de première vague que, cette fois, c'est bon, on est parés. Et c'est faux. On n'est pas en pénurie, mais carrément en rupture. Et je ne suis pas le seul à le dire, le syndicat des jeunes biologistes confirme. C'est simple, on nous a vendu un carrosse, on se retrouve avec une citrouille.

Bon, allez, je finis cette préface sur un bêtisier. Parce que certains, au gouvernement, n'ont clairement pas jailli d'une lampe. Jean-Michel Blanquer, ministre de l'Éducation nationale mais aussi des Sports, le 7 septembre dernier sur BFM TV, déclare : « Au mois de juillet, j'ai travaillé très fortement pour que les sports de lutte reprennent. » Derrière mon écran de télé, je me dis qu'en voilà une bonne idée pour respecter les gestes barrières !

Le lendemain, Emmanuel Macron discourt dans un lycée professionnel de Clermont-Ferrand, enfin discourt jusqu'à ce qu'il s'étouffe, tousse et retousse, pendant un bon moment, derrière son masque. Que fait-il alors ? Il l'enlève, tousse dans sa main et pas dans son coude, prend le verre d'eau qu'on lui tend, avec la main dans laquelle il a toussé, recommence à parler, tousse à nouveau (oui, je sais, c'est long), enlève son masque, le file avec la main pleine de postillons à un gars, etc. Je vous invite à regarder cette séquence, elle est très drôle. Pas parce que le président s'étrangle, mais parce qu'il ne respecte absolument aucun des gestes barrières qu'il préconise lui-même, à chaque allocution.

Le 8 septembre toujours (oui, c'est un bon cru ce jour-là), c'est le cas contact le plus célèbre de France, Jean Castex, qui laisse son entourage faire n'importe quoi. Il est dans les Landes avec

François Bayrou et quelques centaines d'autres personnes. Et là, c'est un florilège : soit l'assistance s'apprête à danser une lambada géante tant ils sont tous collés les uns aux autres, soit ils se sont tous massés pour mieux voir, attention : notre François sans masque, à quelques centimètres du Premier ministre. À ce moment, on se dit que le chef du gouvernement va lui coller une amende, mais non. Pas de trace d'un virement ou chèque de 135 euros au nom de Bayrou, dans les caisses du Trésor public. Pas de trace non plus d'un procès-verbal ou du paiement de la contravention que Gérald Darmanin aurait dû payer le 17 septembre dernier, quand il prend la parole au Sénat sans masque. Ce jour-là, il annonce 45 000 verbalisations pour… non-port du masque.

Et maintenant, le meilleur pour la fin : Gabriel Attal. Le 3 novembre, le porte-parole du gouvernement est l'invité de Jean-Jacques Bourdin sur BFM TV. Il arrive avec son seau et ses pelles et nous annonce, accrochez-vous bien, un couvre-feu à Paris, en plus du confinement. Là, je me dis qu'il lui faut un exorciste au gamin. Je n'y comprends plus rien ! Une copine journaliste m'explique, et vous allez voir que c'est maintenant très clair : en fait, il va y avoir une attestation rompant le confinement pour passer en demi-lunes de couvre-feu, ce qui dégrèvera les petits commerces et les exonèrera de la restriction de la vente de soupières non essentielles. C'est-à-dire que les écoles, après consultation non coercitive des forces de la Nation, débattront de la dispense des gestes barrières pour que le télétravail soit implanté, sauf dérogation, dans tous les commerces de bouche et de Navarre. Voilà, c'est tout. Elle ajoute que cela ne concerne, évidemment, que les deuxièmes décans du Sagittaire et du Verseau.

Allez, je vous laisse maintenant lire la suite de mon livre, parce que vous allez voir, il y a encore beaucoup à dire sur la gestion de la crise sanitaire par ce super gouvernement et, malheureusement, nous ne sommes sans doute pas au bout de nos surprises.

Introduction

J'aurais aimé ne pas écrire ce livre, sur la crise du coronavirus, responsable du Covid-19*.

J'aurais aimé ne pas entendre les idées partielles et partiales du Conseil scientifique.

J'aurais aimé ne pas assister aux dissimulations et aux atermoiements du gouvernement, et j'aurais préféré des actes.

Mais les choses ne se sont pas passées ainsi.

Face à la plus grande pandémie de ce siècle, nos dirigeants ont au début constamment sous-estimé la menace. La ministre de la Santé a alerté le pouvoir, a observé, a attendu, puis a disparu. Elle a juste oublié de prévenir les Français. Elle et son successeur n'ont pas agi avec la détermination qui aurait été nécessaire.

Face à cette crise sans précédent, les autorités nous ont répété longtemps que le système

---

* Mot laissé au masculin (usage courant) sur l'ensemble de l'ouvrage. (*N.d.E.*)

hospitalier français était « prêt ». Ce sont les mêmes qui le mettaient méthodiquement à genoux depuis des années. Ils n'ont pas écouté les retours de la majorité des médecins, des soignants, qui protestaient contre cet aveuglement.

Face à un virus mortel, l'État nous a dit aussi qu'on allait avoir le matériel pour se protéger. Malgré les témoignages glaçants des médecins et des pharmaciens qui affirmaient qu'ils n'avaient rien reçu. Et qu'ils ne voyaient rien arriver, non plus. Eux aussi attendaient mais, contrairement à nos dirigeants, ils attendaient dans l'angoisse.

Et puis on a été incapables, pendant longtemps, d'afficher les chiffres de la mortalité des personnes âgées en Ehpad. Et, plus globalement, au début, de prendre la mesure de l'épidémie. On a masqué les pénuries de tout. Mais au fil des semaines, il est devenu difficile de cacher l'incompétence, la dissimulation et l'inaction de ceux qui prétendent nous gouverner. Ces pénuries qui n'ont pas cessé ont contraint la France au confinement généralisé, mais aussi à déconfiner sans moyens.

Il faut le dire : les Français, dans leur immense majorité, ont joué le jeu, mais si l'épidémie s'étendait, c'était leur faute ! Ils étaient coupables d'un manque de civisme selon le discours moralisateur et scandaleux de nos gouvernants. Les Français ont assisté, incrédules, à un festival d'annonces contradictoires et même, dans certains cas, à une valse de mesures et de contre-mesures.

On leur a ordonné de rester enfermés, puis on leur a reproché leur insouciance ! Et même parfois leur prétendue paresse face à l'idée de travailler. Un ministre leur a même demandé d'aller ramasser des fraises pour sauver l'agriculture française. Est-ce le virus qui a transformé l'efficience et la transparence annoncées en un spectacle accablant où l'incompétence s'est ajoutée à une arrogance de plus en plus insupportable ?

Face à la plus grande pandémie de ce siècle, un Conseil scientifique Covid-19, créé par l'Élysée, a d'emblée affirmé qu'il n'y avait pas de traitement possible. Ses membres ont ignoré, avec majesté et dédain, les résultats de l'étude du Pr Raoult, puis les statistiques de mortalité venues du monde entier.

Face à cette guerre sans précédent, où il y avait le feu à la maison France, les membres du Conseil réclamaient de prendre leur temps, beaucoup de temps, pour tout valider sur le plan scientifique, avant de prendre la moindre décision. Il fallait par une longue, très longue procédure vérifier que la lance à incendie était homologuée avant de se risquer à combattre les flammes. Malgré le fait que nous étions en guerre, et que la rapidité est toujours la clé d'une victoire sur l'ennemi.

Face à un virus très contagieux et mortel pour les plus fragiles, une poignée de décideurs, de hauts fonctionnaires du ministère de la Santé, conseillés par des médecins déconnectés du terrain, ont envoyé des milliers de personnes, des millions plutôt, au front, sans protections. Sans compter tous les autres soignants, innombrables et héroïques, ce qui n'a surpris que ceux qui ne les connaissaient pas.

On a vu des hommes plus occupés à se concilier les faveurs du pouvoir qu'à chercher un remède. Et on a vu, aussi, qu'ils se croyaient infaillibles et restaient sourds aux suggestions de leurs collègues. Un crime de lèse-majesté.

Combien de laboratoires de biologie, incluant des laboratoires de recherche, se sont proposés de faire chacun des milliers de tests diagnostiques par jour ? Mais contrairement à l'Allemagne qui, grâce à cette mobilisation des biologistes, a pu réaliser des millions de tests, on les a ignorés. Leur technique n'avait pas encore été validée par le processus habituel ! Cerise sur le gâteau, il faudrait aussi mentionner les nombreux conflits d'intérêts qui pourraient exister avec l'industrie pharmaceutique. Ces décideurs devaient avoir le cœur bien accroché pour dire pendant des mois : « On attend, on attend », pendant que des centaines de Français décédaient tous les jours, notamment nos aînés dans les Ehpad.

La crise du coronavirus a plus durement touché la France que d'autres pays, parce qu'elle était gérée par des personnes, certes bouffies de certitudes, mais n'ayant pour la plupart aucune expérience de la gestion de crises sanitaires. Alors qu'il fallait se mettre dans une logique de médecine de guerre, où chaque jour compte, elles ont poursuivi leur train-train quotidien comme si de rien n'était.

Nos dirigeants nous ont à plusieurs reprises fait la leçon, en disant que c'était facile de critiquer a posteriori, et de donner des conseils déplacés quand c'était trop tard. Pour ma part, je ne me considère pas comme un combattant de la troisième mi-temps, quand tout est terminé. J'ai toujours tenu le même discours depuis le début de la crise et, contrairement à certains, n'en ai pas changé en cours de route. Il est vrai que j'avais quinze ans d'expérience de la gestion de crises sanitaires auprès du ministère, et reste fier du travail accompli. Le plus dur pour moi pendant la vague pandémique a été de prêcher dans le vide. Combien de morts auraient pu être évitées ? Mais, défaut bien français, le dogmatisme l'a emporté sur le pragmatisme. Heureusement, ça n'a pas été le cas dans beaucoup de pays.

Les Gaulois réfractaires se souviendront de ceux qui les ont abandonnés dans la tempête. Même épuisés, nous nous relevons aujourd'hui. Nous n'attendrons pas que la poussière retombe, comme l'a si souvent demandé, sans honte, le président de la République. Car la politique

– l'ont-ils oublié ? – est en liberté surveillée. La France attend des explications et certains devront rendre des comptes devant l'Histoire.

SCANDALE 1

Zut, on est en pénurie de masques !

La terrible crise sanitaire que nous avons traversée a été un formidable révélateur de ce qu'est réellement le pouvoir. Et notre Président. Celui-ci n'a pas attendu pour mettre en cause ses prédécesseurs, les blâmant, sans aller cependant jusqu'à les nommer pour leur imprévoyance. C'est du moins ainsi qu'il a présenté la situation.

Franchement, s'en prendre à eux pour détourner l'attention, ça ne se fait pas !

« *À partir de 2011, il a été considéré que nous n'avions plus besoin de stock de masques*[1] », nous rapporte la porte-parole du gouvernement, Sibeth Ndiaye, le 20 mars de cette année, à raison. On a en effet, à cette époque, 1 milliard de masques qu'on bazarde. Le Président d'alors étant Nicolas Sarkozy, notre colère ne doit pas se tromper de destinataire.

Or je relis l'avis du Haut Conseil de la santé publique (HCSP) sur la manière de gérer les stocks de masques : « Avis relatif à la stratégie à adopter concernant le stock État de masques respiratoires[2] ». Cet avis, je l'avais signé en tant que président de la commission Maladies transmissibles du HCSP le 1er juillet 2011. Je n'ai pas à rougir de ce texte. Tout y était prévu, avec des recommandations précises pour l'État. Si nos autorités l'avaient suivi, on aurait limité la débâcle.

En 2013, c'est François Hollande qui est Président. Il décide de ne pas renouveler le stock de masques français. Marisol Touraine, ministre de la Santé du moment, ne cille pas. Jérôme Salomon ne prend pas non plus fourche ou flambeau pour acculer le chef de l'État d'alors à commander des masques. Et il est conseiller en charge de la sécurité sanitaire au sein du ministère de la Santé. Il sait de quoi il parle, tout de même ! Et à ce moment-là, il nous dit clairement qu'on n'a pas besoin de masques.

Dans le même temps, Jérôme Salomon prévient le candidat Macron que la France n'est pas prête à faire face à une urgence sanitaire, notamment une épidémie. C'est en tout cas ce que rapportent les « MacronLeaks[3] », ces notes confidentielles envoyées à la garde rapprochée du futur Président, et obtenues par le piratage des messageries de plusieurs dirigeants de LaREM. Alors évidemment, là, ça peut jeter le trouble. On se dit qu'Emmanuel Macron, maintenant devenu chef d'État, passera tout de suite commande de masques pour son peuple. Au cas où on en ait besoin. Comme dans le cas des dernières épidémies auxquelles on a dû faire face : grippe pandémique H1N1, SRAS, Ebola...

Sauf qu'il n'a pas le temps. Depuis qu'il est à l'Élysée, il est en pleine tempête. Il doit gérer les manifestations des « gilets jaunes », des étudiants, des fonctionnaires, des retraités, avocats, policiers... Les cyniques disent, comme Victor Hugo, que « gouverner, c'est prévoir ». Cela me rappelle mon indignation lorsque j'étais dans les cortèges de médecins battant le pavé pour dire que le gouvernement était lamentable concernant sa gestion de l'AP-HP (Assistance publique-Hôpitaux de Paris), pour râler contre le manque de moyens, de personnel...

D'autant qu'au début de la crise du coronavirus, notre Président affirme qu'il ne peut absolument pas présager de ce qui va se passer. Sa ministre de la Santé est on ne peut plus rassurante. Elle explique, le 24 janvier, que « *le risque d'importation depuis Wuhan est quasi nul. Le risque de propagation dans la population est très faible*[4] ». Traduction : comme pour Tchernobyl, le Covid-19 s'arrêtera aux frontières. Tout va bien. Nous, les infectiologues spécialistes de ce genre de virus, sommes doublement rassurés d'entendre la même Agnès Buzyn dire, deux jours plus tard, qu'aucune pénurie de masques n'aura lieu en France en cas d'épidémie du virus sur le sol français. Comme elle est tout sourire en l'annonçant – elle dit même que « *d'ailleurs, nous avons des dizaines de millions de masques en stock*[5] » si on en a besoin –, on peut dormir sur nos deux oreilles. N'oublions pas que la ministre est médecin de formation. Elle sait donc de quoi elle parle.

Sauf qu'on découvre, ébahis, un courrier du 30 janvier 2020 du Pr Jérôme Salomon, directeur général de la Santé[6]. Il est adressé au Pr Geneviève Chêne, directrice de Santé publique France et future membre du Conseil scientifique de l'Élysée. Dans cette lettre, il demande à Mme Chêne, pour gérer la crise à venir, de commander 1 100 000 masques. Un peu plus de 1 million de masques, donc, pour toute la France ? Malades, soignants, professions exposées et même population générale ? En pleine crise majeure ? Ça ne fait pas lourd. Et je ne compte même pas les départements et territoires d'outre-mer ! Un nombre ridicule, donc, alors que les stocks sont au plus bas. Et pour couronner le tout, avec quarante jours de retard. Jérôme Salomon, en expert de santé publique, n'a semble-t-il pas bien compris que la quarantaine, ça ne s'appliquait pas aux décisions…

Avant de nous quitter, la ministre de la Santé Agnès Buzyn prend deux mesures phares, confirmées par son successeur Olivier Véran, quand il arrive le 17 février : il envoie à l'étranger les derniers masques qui nous restent, c'est déjà très fort, mais, et c'est encore plus fort, il ramène le virus en France, à bord des avions de l'armée de l'air. C'est l'un des aspects les plus méconnus de la crise sanitaire qui nous a frappés.

Un communiqué du Quai d'Orsay annonce, en effet, qu'un Airbus A390, affrété par la France, a bien envoyé en Chine 17 tonnes de matériel médical. Quelques jours plus tard, on apprend, notamment dans un article du *Point* en date du 29 février, que le foyer épidémique de l'Oise est parti de la base aérienne de Creil. Parce que les dizaines de personnes, militaires et civils, qui ont participé au rapatriement des Français vivant à Wuhan, n'ont pas été confinées après leur retour. Je ne leur en veux pas, ils n'ont fait que leur boulot, et dans des conditions difficiles. Mais qui a conseillé les militaires sur les mesures à prendre ? Le ministère des Armées a pourtant publié le 16 mars un communiqué catégorique démentant en bloc tout « lien entre ce vol Wuhan-Paris et la transmission du coronavirus dans l'Oise ». Fort bien. Mais alors pourquoi l'un des premiers et plus gros foyers épidémiques apparus sur notre territoire, dans l'Oise, est-il apparemment parti de la base aérienne de Creil ? Masques contre virus, une belle opération d'import-export ?!

Là où je commence à me poser des questions, c'est quand je vois qu'Agnès Buzyn quitte le navire au moment où le Covid-19 s'immisce chez nous. Pour aller parler trottinettes à Paris. Et qu'enfin j'entends la porte-parole du gouvernement, Sibeth Ndiaye, déclarer, à l'issue du conseil des ministres le 17 mars : « *Les Français ne pourront pas acheter de masques dans les pharmacies, car ce n'est pas nécessaire si l'on n'est pas malade*[7] », « *Les masques, ce n'est pas nécessaire si l'on n'est pas malade* ». Certes, elle n'a pas fait médecine. Mais faut-il être médecin pour deviner qu'une personne qui tousse (l'un des symptômes phares du coronavirus) va aller voir son pharmacien ou son docteur ? Que le malade va, de fait, contaminer le professionnel ?

Alors bien sûr, d'aucuns diront que l'entendre annoncer que les masques ne sont pas nécessaires – alors que des grappes entières de médecins, chercheurs, professeurs du service public s'indignent tous les soirs aux JT, expliquant qu'il en faut des tonnes, et vite ! – peut donner envie de la juger irresponsable. Au moins d'être tenté de douter de sa compétence.

Sauf que ce sont les Français, paraît-il, les grands responsables ! Et c'est pour ça qu'ils n'auront pas de masques ! Parce qu'ils ne sauraient pas comment les mettre, comme le dit, toujours inspirée, la porte-parole du gouvernement, qui ne cesse de nous étonner : « *Je pourrais dire : Je suis une ministre, je me mets un masque ; mais, en fait, je ne sais pas l'utiliser. Parce que l'utilisation d'un masque, ce sont des gestes techniques précis, sinon on se gratte le nez sous le masque, on a du virus sur les mains, on en a une utilisation qui n'est pas bonne et cela peut être contre-productif*[8] », dit-elle le 20 mars sur BFM TV. La plupart des personnels de santé savent mettre un masque depuis longtemps. Mais sans doute pas les Français, dites-vous ? Non, Sibeth, les Français ne sont pas si bêtes. Parce que c'est vrai, se mettre deux élastiques sur les oreilles et déplier un bout de tissu ensuite, puis bien serrer la petite barrette sur le haut du nez, c'est de la technique de pointe, il faut sortir de Polytechnique…

Pas de protections pour le peuple, donc, pas pour les pharmaciens, médecins de ville, caissiers, tous ceux qui sont au contact du public. Mais heureusement, nous les soignants, on en aura. Hourra ! Puisque Olivier Véran annonce le 17 mars sur France Inter que « *nous avons assez de masques aujourd'hui pour permettre aux soignants d'être armés face à la maladie et de soigner les malades*[9] ». Alors que je suis en train d'ériger une statue à l'effigie de notre ministre de la Santé, la foudre s'abat sur moi. En fait, même nous, les premières lignes, on n'aura finalement pas de masques non plus. Ah si, on en aura, paraît-il : 1 pour 10 soignants. Et pour la semaine. Pourquoi ? Parce que « *la réalité, c'est aussi que ces derniers jours, la logistique a été très complexe à gérer*[10] », dit le ministre. Et là, on peut se laisser aller à penser qu'il nous balade.

La présidente de la région Bourgogne-Franche-Comté, elle, a été plus prudente que le gouvernement. Elle a commandé 2 millions de masques, en Chine, pour les maisons de retraite de sa région. À peine l'avion atterri début avril, la cargaison de masques est détournée sur le tarmac par l'État. Véridique ! Il est vrai que quelques jours auparavant, on a assisté à des détournements de commandes de masques par certains pays. La Chine, ou plus précisément deux associations caritatives de Chine, propose d'envoyer 1 million de masques à la France. On attend, mais on ne voit rien venir. Les masques n'arrivent pas. L'avion a disparu des radars. Qu'à cela ne tienne, les Chinois décident d'en envoyer un autre. Le détournement le plus spectaculaire est filmé sur un aéroport chinois. Deux avions remplis de masques s'apprêtent à décoller pour la France. Des émissaires américains arrivent à l'aéroport avec des valises d'argent liquide, et raflent le stock. La cargaison va aux États-Unis. On se croirait au Far West.

Ce n'est pas grave, Olivier Véran a encore de bonnes paroles en réserve. Il parvient à dégoter des masques en France. Patatras, ils sont revendus au marché noir !

Heureusement, Christophe Castaner intervient. Une cellule interministérielle de crise se monte à Beauvau. Et en moins de temps qu'il ne faut pour le dire, fini le trafic. La police française met la main sur 40 000 masques (périmés), puis 15 000 autres les jours qui suivent. Je suis dans mon service quand j'apprends ça. Je me joins à la danse de la joie, si j'ose dire, qu'entament les soignants dans tous les hôpitaux et les maisons de retraite (Ehpad), ainsi bien sûr que les généralistes et les soignants de ville. Grâce à ça, on va au moins tenir… deux jours.

Le plus tragique (ce serait comique en des circonstances moins dramatiques), c'est que Jean-Yves Le Drian, notre ministre des Affaires étrangères, annonce fièrement à la télé que des millions de masques ont été commandés et qu'ils arriveront, tenez-vous bien, en juin. Oui, en juin, c'est-à-dire quand la première vague épidémique sera derrière nous. Dormez braves gens, on vous protège !

Trêve d'ironie, le gouvernement, sur la gestion des masques, n'a pas été lamentable, il a été bien plus que ça. Non seulement il n'a pas protégé ses soldats sur la ligne de front, les soignants, mais il a méprisé toutes les professions qui étaient aussi exposées à l'infection au coronavirus. Je parle des pharmaciens, qui recevaient des malades et ont été contaminés par milliers. Je parle des 10 000 policiers contaminés car obligés de s'approcher pour vérifier les autorisations de sortie des Français. Et je n'oublie pas les éboueurs, chargés de ramasser nos poubelles, les caissiers et autres personnels d'entrepôts, les hommes et femmes de ménage des hôpitaux, les journalistes disséminés dans les services Covid-19 pour couvrir l'actualité, les services funéraires, les laborantins à qui l'État a transmis la mission de dépistage. Je n'oublie pas non plus les routiers, ceux qui approvisionnent la France en nourriture ou en oxygène, entre autres. Tous ces corps de métiers, au cœur de la plus grande crise sanitaire de ce siècle, étaient en première ligne. Sans protections.

Pendant ce temps, dans de nombreux pays, y compris en Europe, on distribue gratuitement des masques à l'entrée des transports en commun.

Il me semble qu'il était temps, puisque ce gouvernement nous a laissés sans masques, de démasquer leur incompétence à eux.

SCANDALE 2

Oh surprise ! On n'a pas assez de tests non plus…

Que va-t-il dire ? Comme souvent, pas grand-chose.

24 mars, journal télévisé de 20 heures sur TF1, face-à-face tendu entre Gilles Bouleau et le Pr Jean-François Delfraissy, président du Conseil scientifique, numéro 1 d'Emmanuel Macron donc, pour gérer cette crise. Question coup-de-poing du présentateur : « *Professeur Delfraissy, une question, que se posent des milliers de Français : si vous aviez vous-même tous les moyens du monde, tout l'or du monde, est-ce que vous prendriez la décision de tester un maximum de Français, ou pas ?* » Ce spécialiste de l'immunologie a une réaction surprenante : « *La réponse est probablement oui* », dit-il. Quelques secondes passent, il ajoute : « *Cela permettrait d'avoir une meilleure idée de ce qui se passe […]*

ça permettrait de savoir exactement ce qui se passe[1]*.*»

Nous voilà rassurés. Car ce qu'il dit en fait, c'est qu'il serait probablement mieux de dépister l'ensemble des Français. L'interview se poursuit, je n'entends pas la suite tellement je tape du front sur la table. Depuis janvier, l'Organisation mondiale de la santé demande à tous les pays de tester en masse. Le 16 mars, le directeur général de l'OMS craque carrément sur son compte Twitter: «*Nous avons un message simple à tous les pays: testez, testez, testez*[2] *!*» L'Allemagne a écouté, la Corée, Israël, le Portugal… la planète en entier fait des dépistages. Mais pas la France, ou plus exactement pas celui qui nous traite de «*Gaulois réfractaires*[3] »: notre cher Président.

Résultat: mi-mars, alors qu'on peut dire sans prendre trop de risques que le coronavirus a très largement élu domicile dans nos foyers, on réalise 4 000 tests par jour, tranquillement. Pour information, la Corée et l'Allemagne en font, eux, 20 000. Et ils comptent leurs morts sur leurs doigts. Nous, on en est déjà à 3 500 victimes.

Pourquoi la France ne suit-elle pas les recommandations de l'OMS, les supplications des chefs de service de tous ses hôpitaux depuis deux mois ? Parce que l'État choisit une autre stratégie. Frappée au coin du bon sens. Ou frappée tout court ! Celle que nous affiche notre ministre de la Santé : « *J'ai demandé à ce qu'on teste tous les malades en réanimation qui ont des troubles respiratoires ou une fièvre inexpliquée. Et c'est ainsi, d'ailleurs, qu'on a diagnostiqué un certain nombre de cas graves*[4] », déclare-t-il, le 9 mars sur BFM TV. Cette décision se comprend, au tout début. Quand on ne connaît pas un virus, on ne peut évidemment pas le diagnostiquer. Donc on le teste sur les patients les plus atteints. Mais par la suite, quand il est reconnu, décider de continuer à ne tester que les malades les plus graves ? Pas les autres ? Pas ceux qui seront demain, puisqu'on ne les teste justement pas, peut-être en réanimation ?

Tant de capacités d'adaptation me laissent pantois. J'arpente mon service, devenu entièrement « service Covid-19 », comme va bientôt le devenir l'ensemble du bâtiment, et rassure mes équipes, aussi blanches que leurs blouses. Je leur dis qu'ils ne doivent pas s'inquiéter. Et même si, à ce moment-là, je n'en mène pas large, je leur affirme que le gouvernement va forcément finir par tester plus largement.

Et les faits me donnent raison, les tests ne sont plus dévolus qu'aux mourants. Le prince Albert II de Monaco, la secrétaire d'État Brune Poirson, le ministre de la Culture, Franck Riester, le président des Républicains, Christian Jacob, Valérie Boyer, députée des Bouches-du-Rhône, le député Guy Teissier, Martine Vassal, la présidente LR du conseil départemental des Bouches-du-Rhône et de la métropole Aix-Marseille, Jean-Luc Reitzer, député du Haut-Rhin. Et Christian Estrosi, maire de Nice, sont testés. Positifs, les pauvres, mais testés, eux. Idem pour la ministre de la Justice Nicole Belloubet. Et Michel Barnier, ex-ministre aujourd'hui en charge, pour l'Union européenne, des négociations liées au Brexit. Je me réjouis de lire son tweet du 19 mars : « *Je tiens à vous informer que j'ai été testé positif. Je vais bien, le moral est bon. Je suis naturellement toutes les instructions, tout comme mon équipe. Mon message à tous ceux qui sont touchés, ou actuellement isolés : nous nous en sortirons ensemble*[5] *!* »

En mangeant un morceau sur le pouce, comme tous mes collaborateurs depuis que les services sont en surchauffe, je me dis que la crise du coronavirus n'aura pas été que sanitaire. Mais sociétale aussi. Elle révèle ouvertement les différences de traitement entre puissants et misérables. Communiquer sur les tests dont eux ont pu bénéficier peut choquer et être perçu comme un privilège de classe. « *C'est vrai que c'est toujours plus grave pour la troisième classe du* Titanic *que pour ceux qui ont accès aux canots*[6] », dit Raphaël Enthoven, très justement, dans l'émission « spéciale coronavirus » de Zemmour et Naulleau du 25 mars sur Paris Première.

Mais j'en veux plus encore à ceux qui sont à la manœuvre aujourd'hui. Pour s'être fait dépister, et souvent hospitaliser aussi, sans aucun symptôme grave, à titre préventif en clair. Pendant qu'ils claironnent à la « populace » que pour eux se laver les mains et prendre du Doliprane suffira. Oui, je leur en veux pour cela. Mais ce n'est rien à côté de ceci : « *Tester tous les patients présentant des symptômes conduirait à saturer la filière de dépistage*[7]. » C'est ce qu'on peut lire, mi-février, sur le site du gouvernement. Un seul mot me vient alors à l'esprit : menteurs ! Car nous, personnels soignants, savons parfaitement ce qu'il en est : des tests, la France n'en a pas.

Comme c'est la goutte qui fait déborder le vase, cette fois je décide de faire pression sur le pouvoir, pour qu'au moins il s'explique. Quelques rares médecins me suivent. On court les plateaux télé, on écrit dans les colonnes des journaux qui nous le proposent, on répond aux micros des radios, même si on est lessivés comme jamais. Même si on n'a pas toujours eu le temps de se reposer ou de boire un seul café de la journée. Est-ce cette pression qui a raison du mensonge d'État ? Je n'en sais rien et je m'en moque, du moment que le but est atteint : les faire avouer. Qu'ils ont géré les stocks de tests comme ils l'ont fait pour les masques : piteusement.

Le directeur du Conseil scientifique finit par le confesser. Évidemment pas en ces termes, en esquivant aussi, comme d'habitude. Interviewé par *La Croix*, le Pr Jean-François Delfraissy dit enfin : « *Des produits nécessaires pour faire des tests n'arrivent plus en nombre suffisant de Chine ou des États-Unis*[8]. » Il réitère ces propos dans le JT de TF1 du 24 mars : « *Pourquoi y a-t-il une limitation dans les tests ? Je dirais parce qu'il y a une limitation dans les réactifs*[9] », concède-t-il, la voix mal assurée. Le regard est également baissé quand il déclare ça. Ça me rend triste de voir les conseillers totalement dépassés et démunis devant l'ampleur du manque de tout, et incapables de gérer la crise. Pourquoi aucun ne tape du poing sur la table ? Pourquoi aucun ne dit qu'il faut s'asseoir sur les normes et les processus d'évaluation habituels ? Qu'il faut passer à la vitesse supérieure ? Orgueil ? Excès de confiance en soi ? Ou bien seraient-ils aveuglés par les sirènes du pouvoir ?…

Peu importe. L'Observatoire de la transparence dans les politiques du médicament rejoint l'armée des indignés. Oui la Chine et l'Amérique produisent 90 % des produits nécessaires pour faire des tests, mais, dit l'Observatoire : « *Des leaders du marché du diagnostic existent en France. Leurs unités de production doivent être réquisitionnées pour permettre de produire les tests dont nous avons besoin*[10]. » Visiblement, Emmanuel Macron n'a pas pensé à ça. Mais maintenant qu'il le sait, nul doute qu'il va réveiller les usines françaises au clairon. Pas du tout ! Rien ne se passe pendant des jours. Et le funèbre bilan quotidien ne cesse de s'alourdir. Début avril, la France passe la barre des 10 000 morts.

Du coup, c'est au tour de l'Académie nationale de médecine de se faire entendre. Elle enjoint au gouvernement d'élargir la liste des laboratoires agréés pour le diagnostic du coronavirus « *vers des établissements ayant la capacité de réaliser les tests dans les mêmes conditions de biosécurité (laboratoires de génétique, de recherche, etc.). Des procédures de bonne pratique devraient être mises en place et contrôlées sur l'ensemble du territoire de façon coordonnée*[11] », dit-elle sur son site le 25 mars.

En plus des 120 laboratoires de biologie médicale, on ajouterait donc les laboratoires de ville, départementaux, de recherche, de gendarmerie, de police et vétérinaires. Seuls ces derniers s'expriment sur le sujet à ce moment-là, mais ce qu'ils disent peut complètement changer la donne. C'est bien plus qu'une lueur d'espoir. Ça me revigore, et redonne le moral aux soignants de mon hôpital. On n'est plus seuls au combat. Ils affirment pouvoir réaliser jusqu'à 300 000 tests par semaine. Parce qu'ils ont tout ce qu'il faut pour cela : machines et réactifs.

Les officines dentaires ne sont pas équipées pour faire les tests, elles n'ont pas les appareils adéquats, mais les chirurgiens-dentistes sont capables de faire des prélèvements. Il y a 42 000 chirurgiens-dentistes à la louche en

France. En mettant aussi à l'ouvrage tous les hommes compétents, ça pourrait aller infiniment plus vite.

Je regarde le JT le soir même. Je suis sûr qu'Olivier Véran va prendre l'antenne pour annoncer, l'œil humide, que l'unité nationale est en marche. Qu'il est bouleversé par tous ces hommes, ces femmes, qui mettent leurs entreprises et compétences au service de la vie humaine. J'écoute les titres, souriant. Aucune allocution du ministre de la Santé n'est annoncée. Je n'en suis pas plus étonné que ça. Je parie qu'il veut nous faire la surprise. Je suis debout, le visage en l'air. Je fixe l'écran. Je visionne les sujets du journal, finis par m'asseoir au bout de vingt-cinq minutes d'attente. Mon sourire commence à sérieusement s'estomper. Il disparaît complètement quand la jolie Anne-Sophie Lapix annonce : « *Et tout de suite, la météo !* »

Je mets, je ne vais pas le cacher, un petit moment avant de sortir de ma torpeur. Avant d'appeler des chercheurs dans leur laboratoire. Et de leur demander ce qui se passe. Pourquoi le ministre de la Santé n'annonce rien ? Ils sont, comme moi, stupéfaits. On se dit et on se répète à foison, comme pour s'en convaincre, que le gouvernement doit prendre le temps de faire les choses correctement, cette fois. Qu'ils tiendront salon quand tout sera calé. Dans les jours qui viennent, vu l'urgence quand même. Mais non.

À l'inverse de l'Allemagne qui a conseillé, dès le début de l'épidémie, à tous les labos de produire leurs propres tests, selon des recommandations qui leur ont été fournies ; en France, consigne est donnée : tout doit être parfaitement validé et certifié avant d'être utilisé. On va se prendre plusieurs mois dans les dents, avec eux on commence à être habitué !

Ainsi, si incroyable que cela puisse paraître, le gouvernement refuse. Oui, il refuse l'aide à l'effort de guerre. Seuls les laboratoires de biologie médicale sont autorisés à effectuer les tests. Pas les autres. Et ça restera comme ça. Un point c'est tout. Justification ? L'administratif, la réglementation. Les laboratoires vétérinaires sont soldats volontaires depuis le 13 mars. Et notre président de la République dit : Non merci, ça va aller, les gars ! Rangez vos éprouvettes ! N'est-ce pas le même homme qui a appelé à « la mobilisation générale » le 12 mars ? Le même, qui a répété six fois (!) « *Nous sommes en guerre*[12] » dans son allocution du 16 mars, posture gaullienne qui était censée nous rappeler le jour de l'appel du 18 juin 40 !

N'est-ce pas son gouvernement qui fait passer trois décrets au bas mot, par jour, depuis le début de la crise du Covid-19 ? Mais là, il ne peut pas en pondre un ? Vital ? C'est ce qu'il dit. Ou plutôt ce qu'il ne dit pas. Le ministre de la Santé est injoignable. Comme par hasard. Et ses services, qui ont plus de mal à échapper aux coups de fil emportés des directeurs de laboratoires départementaux, refusent de répondre à la moindre question sur le sujet.

Édouard Philippe décide de voler au secours de ses troupes. Et se justifie ainsi : « *C'est à l'étude [...] nous avons des normes réglementaires à respecter*[13]. » Effarante réponse que cette formule sibylline. On étudie, puis on attend, encore et encore. Alors que des Français tombent par centaines. Chaque jour. Serait-ce ces normes que les Allemands, les Espagnols, les Belges, ont fait sauter dès le début de l'infection de coronavirus ? Serait-ce ces normes que notre État refuse de dynamiter alors que le reste de l'Europe mobilise toutes ses forces ?...

Peut-il y avoir pire ? Eh bien oui, c'est possible. Car on ne nous propose aucune alternative. Pas un mot sur les tests réalisables au chevet des patients. On les appelle les POCT, les *point-of-care tests*. Ils peuvent être réalisés en unité de soins, en cabinet médical ou en pharmacie. Et même à domicile. Et on aurait les résultats en quelques minutes. Même si ces tests, encore peu validés, ne sont probablement pas parfaits, aux États-Unis, un POCT a été mis au point, et il est approuvé par la FDA, la Food and Drug Administration. Il affirme pouvoir donner des résultats en quarante-cinq minutes. On apprendra plus tard que des tests donneront des conclusions en moins d'un quart d'heure. Pas un mot sur cela. Et toujours le dogmatisme qui étouffe le pragmatisme, au secours !

Heureusement, l'équipe de recherche de la Gendarmerie nationale, que je connais bien, fait un énorme geste de solidarité. Ils installent au sein de l'hôpital de Garches un grand camion-laboratoire capable de débiter 1 000 tests diagnostiques PCR par jour. Ce camion est habituellement dédié aux investigations criminelles. En accord avec l'AP-HP, ils testent prioritairement les échantillons de sang provenant des résidents des Ehpad. Je remercie chaleureusement les gendarmes.

Notre gouvernement ne nous propose pas non plus la piste sérologique. C'est-à-dire, pour faire simple, le prélèvement sanguin pour rechercher si on a été infecté et si on a produit des anticorps contre le virus. C'est là aussi recommandé par une autorité respectable, puisqu'il s'agit de l'Académie de médecine. Ce test permettrait de détecter si une personne a développé l'infection au coronavirus, qu'elle ait eu des symptômes ou non. En clair, ça permettrait de savoir qui est immunisé et qui ne l'est pas. Et ce test donnerait ses résultats là aussi en quinze minutes.

Nos dirigeants disent qu'« il est à l'étude ». Sans indiquer combien de temps l'étude prendra. Comme d'habitude ! Je précise pour ma part que cette technique est utilisée pour de nombreuses autres maladies, depuis la nuit des temps. Qu'elle peut être réalisée dans n'importe quel laboratoire d'analyses. Et qu'elle est automatisable. Mais tout est visiblement très compliqué à mettre en place pour ce gouvernement… On étudie, puis on attend, on attend, on attend… Tout doit être prouvé et certifié ! Nous voilà rassurés, ce sont des décideurs réactifs.

Enfin, il y a un autre test éligible : celui sur bandelette. Une goutte de sang prise au bout du doigt et posée sur ladite bandelette. Quinze minutes après, on sait si le coronavirus est passé par là. C'est une société bretonne, NG Biotech, qui a mis ce dépistage au point. Il a obtenu le marquage CE (norme européenne) et a été validé cliniquement. Le patron de l'entreprise a l'oreille de tous les médias dès le jour de l'annonce de l'existence de ce test, y compris hors de nos frontières. Et il reçoit 250 000 euros de la région Bretagne pour booster sa production. Le ministère des Armées passe une grosse commande de tests, nous dit-on. Impossible cependant d'avoir des chiffres.

De son côté, Olivier Véran est beaucoup plus précis. Lors de sa conférence de presse du 4 avril, le ministre de la Santé annonce que « *la France a déjà passé commande pour 5 millions de tests rapides*[14] ». De quoi se dire que ça y est, le gouvernement a été frappé par une lueur de réactivité et de bon sens… jusqu'à ce qu'on entende que les tests « *arriveront prochainement* ». Et comme d'habitude, on attend, on attend… Pendant que l'un de mes collègues s'étrangle, je me dis qu'ils nous la font comme pour les masques : « *Ça arrivera prochainement.* » Et comme pour les gels hydroalcooliques, les respirateurs. Et qu'à « prochainement », dans le dictionnaire Larousse, il est écrit : « Dans un avenir tout proche. Bientôt »… mais qu'au gouvernement ils doivent avoir une autre version. Et sans doute rédigée par leurs équipes…

Le ministre de la Santé ne sera jamais transparent sur cette question. Mais il décide, finalement, d'accorder à certains de ces laboratoires hors biologie médicale le droit de réaliser des tests. « *Laboratoires hospitaliers, de ville, départementaux, vétérinaires, de recherche, de gendarmerie, de police. J'entends et salue ceux qui se portent volontaires pour participer à l'effort national de tests #Covid19. Autorisations ce week-end. Mobilisation des ressources dès lundi*[15] », écrit-il sur Twitter. Oublions qu'il a mis vingt-deux jours à prendre cette décision, pour le remercier tout de même de l'avoir fait. Mieux vaut tard que jamais… Mais début mai, sur le terrain, certains des laboratoires en question disent n'avoir toujours pas le feu vert pour réaliser leurs tests.

SCANDALE 3

Le Conseil scientifique est frappé d'une nouvelle maladie : l'attentisme

La création d'un Conseil scientifique, constitué de personnalités de haut niveau pour éclairer notre Président, voilà de quoi réjouir tous les Français.

Nous allons passer en revue la démarche scientifique rigoureuse, l'anticipation et les prises de position rapides et limpides de ce Conseil, au travers de trois déclarations officielles.

> « *Il ne va pas y avoir une épidémie en France, parce qu'on est justement préparés*[1]. » (Yazdan Yazdanpanah)

> « *Les modèles suggèrent que cela peut être suffisant pour endiguer la première vague de l'épidémie*[2]. » (Simon Cauchemez)

> «*Le plan français contre les pandémies est considéré par l'Organisation mondiale de la santé comme le meilleur. Aujourd'hui, on arrive à s'appuyer sur cet outil*[3].»
> (Bruno Lina)

Voilà, je pourrais m'arrêter là si nous vivions dans le meilleur des mondes. Mais le Conseil scientifique qu'Emmanuel Macron a réuni est composé des meilleurs... C'est bien ça la théorie ?

Faut-il se priver pour autant d'aller plus loin ? Car il y a tant d'autres choses amusantes à raconter sur ce conseil... et tant d'autres personnes compétentes dans ce comité.

Le visionnaire qui ne croit pas une seconde à l'épidémie fait bien sûr partie de ce prestigieux Conseil scientifique. Mais avant ça, Yazdan Yazdanpanah est directeur de l'Institut d'immunologie, inflammation, infectiologie et microbiologie à l'Inserm. Et chef de service des maladies infectieuses à l'hôpital Bichat à Paris. Vu son curriculum vitae, il paraît évident qu'on est devant un médecin chevronné et respectable. On peut aussi affirmer, là non plus sans prendre trop de risques, que Yazdan Yazdanpanah n'est en revanche pas des plus prescients.

Neuf jours avant cette sortie médiatique, la Chine annonce son premier mort du coronavirus.

Admettons que le Pr Yazdanpanah ne soit pas alerté sur la menace qui se rapproche de Chine au début de l'année par ses collègues infectiologues français ou d'autres pays. Que peut-être le virus va donc nous atteindre. Moi, je m'en inquiète déjà, en tout cas. Et beaucoup d'autres aussi. Mais admettons.

Ce qui est plus étonnant, c'est qu'en plus d'être un grand médecin, Yazdan (je peux me permettre, on se connaît) est aussi expert auprès de l'Organisation mondiale de la santé. Et que l'OMS demande à tous les pays, pour ne pas dire les supplie, de se préparer depuis déjà un bail. Sur son site, le 12 janvier : « *La Chine a communiqué la séquence génétique du nouveau coronavirus. Ceci est essentiel pour que d'autres pays puissent mettre au point des kits de diagnostic spécifiques*[4]. » J'ai, comme Yazdan, moi aussi été expert auprès de l'OMS. Pendant neuf ans, jusqu'en 2016. S'il est bien une instance que les professeurs, tous les médecins d'ailleurs, écoutent, c'est bien l'OMS. Et on lit absolument tout ce qu'ils écrivent. Donc même si Yazdan ignorait, en janvier, que le coronavirus allait arriver en France, il savait du moins qu'il fallait s'y préparer.

Un autre membre du Conseil a participé aux – bonnes ? – décisions prises ces derniers mois : Bruno Lina. Lui, il est virologue. Au CHU de

Lyon, il dirige le Centre national de référence virus des infections respiratoires (dont la grippe), laboratoire associé à l'Institut Pasteur. Un beau CV donc, là aussi. On est devant un grand médecin. Ce que je confirme. Jusqu'à la crise du coronavirus, où il croit entendre des lauriers de l'OMS à propos du système de santé français.

Ah bon ? L'OMS considère notre plan de pandémie comme le meilleur du monde ? Parce que sur son site, pas de trace de ça. Pas à la télé non plus. Il y a bien des membres de l'Organisation qui s'expriment, régulièrement, mais plutôt pour dire ça : « *Si les pays détectent, dépistent, traitent, isolent, retracent les cas* », on évitera « *une transmission communautaire*[5] ». Je crois que tout le monde a compris, là, que l'OMS s'agace que certains pays ne dépistent pas. Ils doivent ignorer qu'en France on n'a même pas de masques ! Tant mieux pour nous, sinon ça chaufferait encore plus. Quant à Bruno Lina, il est parfaitement satisfait par notre organisation sanitaire et il le dit volontiers.

Et il le dit après que l'OMS a encore tapé du poing sur la table en se disant « *reconnaissante envers l'Iran, la Corée ou encore l'Italie pour les mesures prises*[6] ». L'Organisation ne serait-elle pas, à sa façon, en train de traiter les autres pays de cancres ? Dont la France ?! Chez nous, on ne dépiste pas ; chez nous, on n'est pas encore confinés, contrairement aux pays cités, l'OMS nous dit qu'on déraille sec. C'est dit poliment mais je crois que le message est limpide.

Ensuite, on pourrait parler du rôle de Bruno Lina au sein du Conseil. Parce que chacun a un rôle dans ce groupe. Et lui, il est au cœur d'une stratégie fondamentale pour lutter contre le coronavirus. Et vous allez voir que là encore, il a été très actif. Il est chargé de la stratégie qui consiste à repositionner les médicaments. Je traduis et je vais vite : il doit trouver le remède au virus, parmi les médicaments existants, pour éviter des recherches longues et coûteuses. Longues parce que créer un médicament, ça prendra toujours plus de temps que de partir sur ce qui existe déjà. Coûteuses parce que la recherche, ce n'est pas une blouse blanche qui travaille dans son coin, mais l'alliance de beaucoup de bonnes volontés. De personnes qui font toutes sortes d'essais grâce à des machines toujours plus sophistiquées, dans plein de pipettes et d'éprouvettes, sur plein de machines. Jusqu'à trouver la bonne molécule. En résumé : un temps considérable, une main-d'œuvre qui vaut cher et du matériel souvent hors de prix.

L'excellent Bruno Lina, lui, n'a ni trouvé ni proposé la molécule que tout le monde attend pour soigner du Covid-19. L'hydroxychloro quoi ? Pendant longtemps, il n'en parle pas, on se demande bien pourquoi.

Ce médecin énergique ne répugne pas en revanche à s'éloigner, chaque fois qu'il le faut, du monde hospitalier pour porter la bonne parole, après tout il est membre d'une instance qui est censée sauver le pays. Il ne ménage donc pas ses efforts pendant la crise pour répondre aux sollicitations des journalistes. Pour ne citer que celles-ci : le 2 mars, à France Info. Le 11 à Euronews, le 19 il dégage suffisamment de temps pour répondre à la fois au *Parisien* et à France 3. Belle interview. Ensuite, on peut le lire dans *Le Progrès*, le voir sur BFM, LCI… bref, un peu partout. Même sur YouTube, où il fait son tuto « Lutte contre le coronavirus ». C'est sûr que cette vidéo ne s'est pas bouclée à la première prise. Il y a du communicant là-dessous, du réalisateur et du décorum. On imagine qu'il a aussi le temps de suivre tous ses dossiers, de participer aux travaux du Conseil scientifique et d'échanger des informations sur la situation avec les professeurs et les chercheurs qui travaillent sur le sujet.

Un, dont les prises de parole dans les médias sont exemplaires, même emblématiques, c'est justement le président du fameux Conseil, Jean-François Delfraissy. Comme le disait la pub Pantashop des années 80 : « *S'il n'existait pas, il faudrait l'inventer.* » Pub, soit dit en passant, tirée d'un vers de Voltaire de 1770 : « Si

Dieu n'existait pas, il faudrait l'inventer. » Cet homme pondéré diffuse des paroles rassurantes destinées aux Français, tout en expliquant en général dans la même phrase qu'il ne sait pas grand-chose. Mais il va lancer beaucoup d'études très scientifiques avec ses éminents collègues suggérant que toutes ces décisions ont été mûrement réfléchies. Et que nous dit-il au cours de ses innombrables interviews à la télévision ou dans la presse ? Eh bien, rien de plus.

France Inter, 11 mars, sur la fermeture des écoles : « *Ça mériterait d'être mis sur la table*[7] », dit-il.

JT de France 2 le 18 mars, sur le thème du confinement : « *Le Conseil scientifique mis en place pour éclairer la décision publique dans la gestion de la situation sanitaire liée au Covid-19 y réfléchit*[8]. »

Dans ce même JT, sur la question du traitement : « *Il reste beaucoup d'inconnues scientifiques et de questions sociétales posées*[9]. »

Dans *Le Figaro* du 25 mars, sur le traitement de la crise dans les Ehpad : « *Nous allons communiquer très prochainement sur la question*[10]. »

Toujours dans *Le Figaro*, à la question : « *Comment protéger les personnes âgées et les plus vulnérables ?* », réponse : « *Je ne peux pas aller trop loin sur le sujet […] nous communiquerons très prochainement*[11]. »

« *Comment concilier mesures sanitaires et rites funéraires ?* » lui demande-t-on. Il répond : « *Nous soulignons le problème* [dans l'avis], *mais nous n'avons pas de réponses*[12]*.* »

Dans le journal *Sud-Ouest*, le 7 avril, sur l'après-confinement : « *Nous réfléchissons aux stratégies de post-confinement*[13] », dit-il.

J'ai gardé le meilleur pour la fin : « *J'assume le fait qu'il y a un certain nombre de choses que je ne sais pas et où je ne peux pas donner de réponse, il faut assumer le fait de dire qu'on sait ou qu'on ne sait pas*[14]*.* » Rassurant ou pas, de savoir qu'il est le président du Conseil scientifique pendant la crise du Covid-19 ?

J'enchaîne. Parce que c'est loin d'être fini. Dans le genre je prends mes responsabilités, je n'élude rien, je suis droit dans mes bottes, on ne fait pas mieux que Jean-François Delfraissy. Lui-même prévenait, d'ailleurs, en 2016, les députés (il venait d'être nommé à la tête du Comité consultatif national d'éthique), qu'il était « *un cow-boy de la recherche*[15] ».

Maintenant qu'on a vu quelques exemples de la politique de son Conseil « on ne sait pas », « on attend », « on réfléchit » ou « on va y réfléchir »…, la preuve que le président du Conseil scientifique, quand il parle, ce n'est jamais pour ne rien dire, passons à une autre facette du personnage.

«*Les personnes les plus âgées sont les plus fragiles quand elles sont touchées par ce virus, d'où les mesures, pour protéger nos anciens, d'une vision intergénérationnelle qui doit se mettre en place*[16]*.*» Merci, on ne savait pas que les personnes âgées étaient plus vulnérables. Du coup, on ne savait pas non plus qu'il fallait mettre des choses en place. Le 11 mars. Le jour où il dit ça, sur France Inter: 48 morts français, 2 281 cas. Tous âgés.

On ignorait aussi, d'ailleurs, que «*la question essentielle, c'est le nombre de formes graves du coronavirus*[17]».

Et puis concernant le confinement des maisons de retraite, La Palice lui-même n'aurait pas dit mieux que Jean-François Delfraissy, à savoir: «*Il faut être intelligent, garder une forme d'isolement mais ne pas non plus les isoler*[18]*.*»

Clôturons ce dossier du grand chef du Conseil scientifique, pour montrer que quand il prend la parole, c'est rarement rassurant:

«*On est sans traitement, on est sans vaccin et on n'aura pas de vaccin avant un an*[19]» – le 12 février chez Jean-Jacques Bourdin sur BFM.

«*Est-ce que ce sera au printemps ou plus tard? J'ai tendance à penser que ce sera plus tard*[20]*.*» Il parle là de la baisse de cas de coronavirus en France. Le 3 mars, chez Guillaume Durand, sur Radio Classique.

« *On a un essai clinique qui démarre avec deux molécules, on n'est absolument pas certains que ça marche*[21] » – sur France Inter, le 11 mars.

Conclusion : au secours ! a-t-on envie de crier à Emmanuel Macron ! D'autant que Jean-François Delfraissy se plaît dans sa fonction. Il s'accroche : « *Je songe à me mettre en retrait* [du Comité consultatif national d'éthique dont il est président, par ailleurs] *car je considère que là où je peux être le plus utile pour les deux mois qui viennent* [...], *c'est dans la réponse au Covid-19*[22]. » Constat ? Déclaration d'intention ? Espoir ? On verra bien.

Dans le même genre, au sein du fameux Conseil de l'Élysée, d'autres personnalités sont chargées de sauver le pays.

Laëtitia Atlani-Duault, par exemple, est... anthropologue. Directrice scientifique de la fondation Maison des sciences de l'homme, elle est aussi responsable du pôle Recherche du Collège d'études mondiales. « *Mon rôle est de réfléchir à l'impact sociétal des épidémies, d'expliquer ce qu'entend la société française de telle ou telle décision*[23] », explique-t-elle au journal *L'Opinion*. En pleine crise du coronavirus, ne pourrait-on échanger une anthropologue contre un spécialiste des virus ? Un infectiologue ? Un immunologiste ? Un chercheur peut-être ? Parce qu'il ne me paraît pas indispensable là, tout de suite, de penser à « l'impact sociétal », avant tout. Même si cette question sera capitale à étudier après la crise.

Même réflexion concernant Daniel Benamouzig. Lui, il fait aussi partie du Conseil scientifique, en qualité de sociologue. Il est également directeur de recherches (CNRS, Sciences po). Son job à lui, pendant le Covid-19, c'est d'évaluer les retombées économiques de la crise et ses conséquences sur le système de santé français. Là encore, je me permets de demander si c'est bien le moment de penser à ça ?! On ne peut pas avoir un expert des maladies tropicales à la place ? En fait, avant de se demander ce que ça va coûter et comment on va s'en remettre, on pourrait déjà essayer de s'en sortir, non ?

Quant à Simon Cauchemez, épidémiologiste, spécialiste de la modélisation mathématique, il a toute sa légitimité. Lui, c'est l'optimiste de service. Mais il a dû se mélanger les pinceaux dans ses équations mathématiques. C'est lui qui disait à propos des premières mesures du gouvernement pour lutter contre le virus qu'elles devraient être « *suffisantes pour endiguer la première vague de l'épidémie*[24] » (*Le Monde* du 15 mars 2020). On en était à 12 210 décès le 10 avril. On est là devant un visionnaire.

Heureusement, il est rejoint par le dernier expert qui a fait son entrée au Conseil, Aymeril Hoang : en pleine crise sanitaire on est – très logiquement ! – allé chercher un spécialiste de haut niveau en numérique pour sortir du tunnel !

Le Pr Franck Chauvin, professeur de santé publique et président du Haut Conseil de la santé publique (HCSP), raccroche aussi le groupe en cours de route. Il a un fait de gloire dans la lutte contre le coronavirus. C'est lui qui signe un avis du HCSP qui réserve l'hydroxychloroquine aux mourants, tout en déclarant au *Canard enchaîné* « *qu'une prescription aussi tardive d'hydroxychloroquine n'a aucune utilité médicale*[25] ». Déclaration consternante et avis stupéfiant du HCSP qu'Olivier Véran s'empressera de transformer en décret. Enfin de l'action ! Ça décoiffe ! Champagne ! Mais ce sont les malades qui vont trinquer.

Bon allez, j'arrête de faire du mauvais esprit. L'équipe qui guide Emmanuel Macron a une renommée planétaire. « *Le Conseil scientifique est composé de onze membres, tous internationalement reconnus dans leur domaine d'expertise*[26] », peut-on lire sur le site de l'Élysée. Je me demande bien si Pierre-Louis Druais, médecin de ville à Port-Marly, est « internationalement reconnu », mais bon, puisque l'Élysée le dit ! Moi, je le connais parce qu'il travaillait dans ma fac comme professeur de médecine générale. Et qu'il a, avec ses collègues du CNGE (Conseil national des généralistes enseignants), eu la – curieuse ! – idée de supprimer les postes d'internes de médecine générale dans nos hôpitaux. Alors flinguer le coronavirus, il devrait savoir faire !

Ce que dit aussi le Palais, c'est que Didier Raoult est membre du Conseil. C'était le cas, c'est vrai. Mais ça n'a duré que quelques jours. Le temps qu'il s'énerve et claque la porte. Et devienne l'ennemi numéro 1 dudit Conseil. Sur le site du président de la République, il figure encore sur la liste le 10 avril. Ce n'est pas bien grave, que le site ne soit pas à jour. Mais ce qui l'est, c'est qu'on nous annonce 11 membres au Conseil, et qu'en fait il n'y en a que 10. Était-ce vraiment le moment de se passer, quelles que soient les controverses qui l'entourent, d'un scientifique de ce niveau ?

Autre question, juste pour évoquer la rigueur de nos experts, et leur capacité à montrer l'exemple et à guider le peuple. Palais de l'Élysée, jeudi 12 mars. Geneviève Chêne, la directrice générale de Santé publique France, prend une photo de groupe sur son smartphone. Tout le monde, sans masque, se serre comme dans le métro pour être dans le cadre (la photo existe et est facile à trouver sur Internet). Les consignes de distanciation ne sont, du coup, pas respectées. C'est déjà consternant, mais attendez la suite : les dix personnes présentes sur le cliché sont les membres du Conseil scientifique ! Cherchez l'erreur.

Bon cette fois, je le jure, j'arrête de me moquer. Pas besoin d'être expert pour se rendre compte que ce Conseil est légèrement déconnecté de la réalité et peu adapté pour réagir à des situations d'urgence sanitaire.

C'est peut-être pour ça que notre Président nomme un second conseil, le CARE (Comité analyse, recherche et expertise). Personne n'a encore compris son rôle. Peu de gens suivent ses travaux. Personne ne sait ce qui a poussé le Président à créer une structure supplémentaire qui s'ajoute à toutes les autres. Mais on a sorti une cotitulaire du prix Nobel, Françoise Barré-Sinoussi, de son confinement, et on l'a poussée devant les projecteurs du JT de TF1. Sa mission ? Voler justement au secours du Président qui vient de prononcer un des nombreux discours qu'il nous inflige depuis le début de la crise. Mais avec CARE, on prend de la hauteur. Dommage que les Français, au vu des communiqués de ce mystérieux comité, ne s'en soient pas rendu compte !

Pour conclure sur le Conseil scientifique Covid-19, il faut noter que tous ses membres ont insisté au fil des semaines sur le fait qu'ils étaient totalement indépendants, donc crédibles. À ce stade, on a envie de poser la question qui fâche : qui en doutait ?

SCANDALE 4

Aïe aïe aïe, certains experts n'ont vraiment pas peur des conflits d'intérêts

Il faut le reconnaître : les rémunérations directes ou indirectes versées par l'industrie pharmaceutique aux experts ou aux nombreux spécialistes que compte le milieu médical relèvent parfois de la chasse au trésor. Ce système prend des formes très variées : invitations à des congrès, versements d'honoraires pour la participation à des conseils scientifiques pour aider les laboratoires à développer leurs nouveaux médicaments, etc. Certains experts touchent aussi, à titre privé, des honoraires importants pour piloter des études cliniques.

Cela n'empêche pas le Pr Denis Malvy d'exprimer fortement son intime conviction, sur France Inter ce jour-là, sur le rôle du fameux Conseil scientifique Covid-19 : « *Nous sommes un groupe de personnes indépendantes*[1]. » Dès le début d'ailleurs, les grandes déclarations n'ont pas manqué.

« *Dès le troisième ou le quatrième jour après la création du Conseil scientifique, j'ai demandé à ce que chacun d'entre nous dépose une DPI*[2] *(déclaration publique d'intérêts)* », explique le Pr Jean-François Delfraissy, président de ce Conseil. On aurait aimé que ce soit fait plus tôt, avant que les médias n'aient l'occasion d'enquêter[3], mais ne nous arrêtons pas à ce détail.

On va donc sur le site du ministère de la Santé, et là, rien ! Mais M. Delfraissy a une bonne raison. Si l'on ne peut encore avoir accès à aucune déclaration de conflits d'intérêts des membres du Conseil, c'est que : « *Il y a normalement une période de quatorze jours pendant laquelle les déclarations ne sont pas rendues publiques. J'ai appelé pour qu'on les publie immédiatement*[4] », explique-t-il.

Le Conseil scientifique est nommé le 11 mars, le 15 toujours rien sur le site du ministère. Mais le 18, c'est fait.

Yazdan Yazdanpanah a lui aussi fait sa déclaration[5]. Lui, en cinq ans, a perçu beaucoup d'argent des firmes de médicaments : 133 695 euros depuis 2012, et il ne s'en cache pas. Mais quand il entre au Conseil scientifique, il n'est plus du tout sous la houlette de l'industrie pharmaceutique : « *Depuis 2017, j'ai arrêté mes liens avec les laboratoires*[6] », déclare-t-il à Mediapart. Il ne mentionne pas ses participations à des congrès scientifiques sponsorisés par les laboratoires jusqu'au 3 octobre 2019 ? Un simple oubli, on l'imagine.

Les firmes pharmaceutiques, toujours en quête de talents, se sont aussi intéressées à un autre expert reconnu, Bruno Lina. Elles lui ont versé 23 892 euros en huit ans[7]. Sanofi, pour ne citer que lui, alignant 17 521 euros pour le virologue[8]. Or Sanofi travaille au développement d'un vaccin contre le coronavirus. De plus, le laboratoire Seegen planche sur la fabrication de tests de dépistage pour la France. Alors que la Corée en a déjà mis un au point, qui de plus est efficace, semble-t-il. Bruno Lina a aussi eu de bonnes relations avec Seegen. C'est sur sa déclaration d'intérêts, mais il n'aurait pas touché un euro. À la case « rémunération », il a marqué : « aucune ». Mais dans celle « prise en charge des frais », il a noté : « oui ». Sans plus de détails.

Denis Malvy est lui aussi un spécialiste qui a travaillé régulièrement pendant cinq ans avec les laboratoires, mais il est très pudique sur le sujet[9]. Quand le journal *Marianne* l'interroge sur le thème « Ah bon ? Rien à déclarer ? », il répond : « *Il doit y avoir un aller-retour, une chambre d'hôtel une fois, une invitation, à l'occasion*[10]. » Mais quand le journaliste l'interroge sur le montant des sommes reçues, il répond :

«*C'est beaucoup quand même, ça m'étonne*[11].» Mediapart précise qu'il y a plus de dix ans il déclarait aux journalistes qui le questionnaient sur le thème des conflits d'intérêts: «*Je ne vois pas où est le problème.*» Voilà qui a au moins le mérite de la clarté.

Au-delà des relations complexes entre les membres du Conseil scientifique et les grands laboratoires, il faut bien comprendre que ce système peut transformer d'excellents médecins en stratèges d'un lobbying au service du secteur privé. Cela n'est d'ailleurs pas en soi répréhensible, lorsque tout est sur la table, les rémunérations, les avantages, les rapports et les procédures, et in fine les décisions de l'État qui en résultent. Il va de soi que dans la grave crise sanitaire que nous traversons, ces liens, lorsqu'ils existent, doivent être connus pour que rien n'entache l'indépendance des médecins, des chercheurs et désormais de l'omniprésent Conseil scientifique voulu par le pouvoir.

Le psychodrame qui s'est noué depuis quelques semaines à propos des travaux du Pr Raoult à Marseille illustre parfaitement la nécessité de fixer la politique sanitaire du pays dans un contexte de transparence, tout en évitant bien sûr la multiplication de règles absurdes.

Maintenant, posons le décor: on a, d'un côté, le Pr Raoult, qui promeut l'hydroxychloroquine pour soigner le Covid-19. De l'autre, on a tous ceux qui n'en veulent pas. Les membres du Conseil scientifique en entier. Eux, ils veulent l'« essai Discovery », basta ! Pourquoi ? Parce que cet essai, il est génial. Ils nous le rabâchent à longueur de sujets télé. Un protocole d'enfer, pas du tout comme ce que nous vend le hippie Raoult, ou l'ancien ministre de la Santé, Philippe Douste-Blazy, ou moi. Le message est clair : chez nous, ce sera tout bien fait, dans les règles, paraît-il. Du coup, on y croit. Enfin, plus exactement, on a envie d'y croire. Et on attend les résultats. Sauf que ça va prendre du temps, beaucoup de temps. Trop, devant la gravité de la situation. Du coup, on a envie d'en savoir plus sur ce programme « Discovery ».

On apprend alors que c'est le projet d'un consortium, qui s'appelle Reacting. Jusque-là tout va bien. Mais que trouve-t-on en bas de la page ? Que Reacting est un groupe créé par Jean-François Delfraissy ? Pour se dédouaner de tout conflit d'intérêts tout en associant ses collègues à sa démarche, il dit qu'il veut, pour le Conseil scientifique, « *un règlement intérieur qui permettra de savoir quelle est la règle pour les gens avec des liens d'intérêt*[12] ». Il ajoute, précis – comme d'habitude ! –, que le règlement sera finalisé dans les jours prochains. Quand exactement ? Mystère et boule de gomme.

Certains membres du Conseil scientifique ont à l'évidence des relations de confiance avec de très grandes entreprises pharmaceutiques, et ce n'est un problème que s'ils n'en font pas un bon usage. La manière dont est géré le groupe Reacting, confronté à son concurrent Raoulting, illustre le fait que garder son indépendance tout en faisant de la recherche est un défi auquel est quotidiennement confronté le monde médical.

Un essai clinique obéit ainsi à des règles complexes, c'est le cas de Discovery. C'est un essai qui comprend initialement 4 groupes de patients tirés au sort pour entrer dans chacun des groupes. C'est-à-dire qu'on va essayer 4 traitements différents pour enrayer la pandémie de coronavirus. Pour être très précis, on va examiner :

1. Les soins standard (sur les patients atteints du Covid-19) : du Doliprane, une soupe et au lit, pour faire simple.
2. Les soins standard, plus remdésivir (c'est le nom du médicament).
3. Les soins standard, plus lopinavir et ritonavir.
4. Les soins standard, plus lopinavir, ritonavir et interféron bêta.

Ces quatre groupes de traitement ou de non-traitement sont les seuls que l'équipe scientifique d'Emmanuel Macron propose jusqu'au

22 mars. Ce jour-là, le Conseil décide finalement d'ajouter l'hydroxychloroquine dans un groupe supplémentaire de l'étude. L'anti-infectieux, plutôt connu comme antiparasitaire, devient le cinquième traitement envisagé pour sauver le pays. Officiellement, ce n'est pas du tout dû à la pression médiatique. Ni à celle de médecins réputés qui ont donné leur avis au pouvoir, parfois opposé à celui du Conseil scientifique.

C'est dans ce contexte parfois conflictuel que des choix importants vont devoir être faits.

Concernant le premier groupe de patients non traités, rien à dire. Personne ne roule pour les soupes Knorr ou Liebig !

Concernant les trois autres, on utilise du remdésivir ou l'association lopinavir-ritonavir (Kaletra). Primo, qui est le fabricant de remdésivir ? La réponse est Gilead. Secundo, qui est le fabricant de lopinavir-ritonavir ? La réponse est Abbvie. Tertio, qui a des liens avec ces labos ? C'est Yazdan Yazdanpanah, un des infectiologues du Conseil scientifique, qui a travaillé pour eux. Ce qui n'exclut évidemment pas qu'il manifeste son indépendance d'esprit au moment des grands choix à faire.

Voyons maintenant le nouveau comité CARE (Comité analyse, recherche et expertise). C'est le second Conseil scientifique créé par Emmanuel Macron, le 24 mars. C'est celui qui nous fait penser que le Président ne trouve pas le premier génial. Donc il en a créé un autre.

Côté CARE, les données semblent plutôt rassurantes. Il y a quand même le Pr Jean-Philippe Spano, cancérologue à Paris-Pitié Salpêtrière, avec 325 406 euros reçus de l'industrie pharmaceutique, dont 7 896 euros de Gilead[13].

Il y a aussi Karine Lacombe, qui bosse pour Gilead. Elle n'est ni dans le premier Conseil scientifique de l'Élysée, ni dans le second. Mais elle a clairement la caution du gouvernement. Le 28 mars, elle partage une conférence de presse avec le Premier ministre et le ministre de la Santé, à Matignon, sur le thème du coronavirus. Or il se trouve qu'elle a des relations de grande complicité intellectuelle avec (entre autres) de grandes firmes comme Gilead et Abbvie, qui par ailleurs – mais ça n'a rien à voir – lui ont accordé de généreux contrats. Et ce jour-là, pendant la conférence de presse, alors que nos deux ministres boivent ses paroles, elle chante Discovery, et fustige la chloroquine.

Karine Lacombe a touché 212 209 euros de l'industrie pharmaceutique, dont 28 412 euros de Gilead et 45 211 euros d'Abbvie[14].

Le quatrième groupe de traitement, c'est l'association de lopinavir-ritonavir avec de l'interféron bêta. Aucun membre du Conseil scientifique n'a de liens avec le laboratoire qui fabrique l'interféron bêta. À ce jour.

Ce qui est bêta, en revanche, c'est que l'hydroxychloroquine, finalement devenue le cinquième groupe de traitement de Discovery n'ait pas été créée par Abbvie ou Gilead. Ça aurait peut-être permis, le 22 mars, le jour où ce médicament est devenu « évaluable », selon le Conseil scientifique de l'Élysée, de gagner du temps dans la folle course contre la montre que nous impose ce maudit virus.

Au sommet de l'État, les relations personnelles, les services rendus ou les travaux bien rémunérés par l'industrie pharmaceutique se transforment parfois en conflits d'intérêts plus visibles que d'habitude. Un organisme officiel, le Haut Conseil de la santé publique (HCSP), a été le petit théâtre de certains d'entre eux. Un membre éminent de la commission Maladies transmissibles de ce Haut Conseil a ainsi touché 90 741 euros de l'industrie pharmaceutique, dont 16 563 euros de Gilead. Or c'est ce Haut Conseil qui a rendu le fameux avis interdisant l'hydroxychloroquine, sauf aux mourants, et demandant d'inclure les malades dans les essais officiels (donc Discovery).

Or, je ne vois pas de trace dans cet avis du respect de la procédure de gestion des conflits d'intérêts. Je la connais par cœur, car j'ai été moi-même président de cette commission. Tout membre doit en début de séance déclarer ses conflits d'intérêts en lien avec le sujet de la séance. Si un membre présente un conflit d'intérêts majeur, il doit quitter la séance et ne pas participer aux débats ni à la rédaction de l'avis. Normalement, cela doit être mentionné sur l'avis. Or en bas de cet avis, on ne mentionne pas les conflits d'intérêts ni le nombre de membres qualifiés ayant participé au vote. C'est un grave manquement au règlement. Heureusement que toutes les réunions du HCSP doivent être enregistrées et doivent obligatoirement faire l'objet d'un compte rendu de séance avec la retranscription des propos de chacun. Le fait que la réunion ait pu prendre la forme d'une téléconférence ne change rien. Comme il s'agit d'un organisme public, tout citoyen peut d'ailleurs avoir accès à ces comptes rendus, via la CADA (Commission d'accès aux documents administratifs).

Ces liens d'intérêts sont totalement indépendants de la qualité professionnelle de ces experts, le plus souvent de haut niveau. Ce qui est choquant, en fait, c'est que ces liens, dès lors que ces experts siègent dans une instance de décision officielle, puissent influencer les décisions de l'État.

Il se trouve que de nombreux médecins, qui se sont prononcés publiquement ou de façon plus souterraine pour dégommer la chloroquine, ont justement beaucoup de conflits d'intérêts, notamment avec les laboratoires Abbvie et Gilead.

Il n'y aura pas de Festival de Cannes cette année, mais j'ai regardé le Top 10 du classement des revenus annuels versés par l'industrie pharmaceutique aux infectiologues. Je ne citerai personne (ouf ! vont dire certains). Un seul exemple. L'un d'entre eux a quand même reçu la bagatelle de 541 729 euros de Big pharma, dont 52 812 euros de Gilead. À ce stade, peut-on vraiment parler de « rémunération complémentaire » ? Est-ce un hasard si on apprend par *Le Canard enchaîné* que le coup de téléphone anonyme pour menacer Didier Raoult, s'il persistait avec l'hydroxychloroquine, serait parti du téléphone portable du service d'infectiologie qu'il dirige ?

Sûrement une pure coïncidence. Une de plus.

Depuis qu'il est ministre de la Santé, Olivier Véran tente de naviguer au milieu des requins. Mais comme il est lucide (sur lui-même au moins), il avait d'emblée annoncé qu'il était incompétent sur les traitements et qu'il ne prendrait aucune décision sans l'aval de toutes les sociétés savantes. Il est mal parti. Un tel consensus est une gageure difficile. Les sociétés dites savantes sont des associations officielles de médecins par spécialité. Le hic, c'est que beaucoup de sociétés savantes ont des liens financiers très forts avec l'industrie pharmaceutique. Elles sont souvent très riches. Leur magot ne provient pas des cotisations des membres, qui sont souvent modestes. L'argent vient essentiellement des laboratoires pharmaceutiques qui sponsorisent les congrès. Pour les congrès, elles achètent auprès des sociétés médicales organisatrices des stands d'exposition de leurs médicaments, le stand étant d'autant plus vaste que la somme versée a été importante. Les laboratoires versent aussi beaucoup d'argent pour obtenir, au sein du congrès, des symposiums vantant les mérites de leurs médicaments. Le trésor de guerre de certaines sociétés savantes atteint très vite des centaines de milliers d'euros, mais cela peut atteindre des millions d'euros pour les sociétés les plus riches. L'influence financière des grands laboratoires pharmaceutiques touche aussi de grands journaux médicaux internationaux, qui font la pluie et le beau temps dans le monde entier. Plusieurs rédacteurs en chef de grands journaux ont démissionné pour cette raison.

Les Français exigent désormais plus de transparence dans les processus de décision. Cette transparence et cette rigueur doivent faire partie intégrante de la démocratie sanitaire.

SCANDALE 5

Un confinement qui confine à la bêtise

Par le bout du nez, c'est le nom de la pièce de théâtre que le couple présidentiel va voir ce 6 mars[1]. Un titre pour le moins à propos, puisqu'il résume pleinement ce qu'Emmanuel Macron est en train de faire aux Français. « Mener quelqu'un par le bout du nez » signifie, selon le dictionnaire, « que l'on peut faire croire tout ce que l'on souhaite à une personne ». Notamment que le confinement, ce sera un jour oui, un jour non.

Mise en abyme :

On est donc le 6 mars, quand le duo présidentiel sort prendre l'air, parce que, comme le dit monsieur, et le rapporte Jean-Marc Dumontet, propriétaire du théâtre Saint-Antoine, sur Twitter : « *La vie continue. Il n'y a aucune raison, mis à part pour les populations fragilisées, de modifier nos habitudes de sortie*[2]*.* » Nous, le peuple, on est déjà au courant que la Chine enterre ses morts par centaines. Les chaînes d'info en continu ne parlent que de ça, et les JT en font des caisses tous les soirs, musique des *Dents de la mer* en fond sonore. Nous, on sait aussi, depuis le 24 janvier, que trois touristes chinois sont les premiers diagnostiqués dans l'Hexagone. Mais pas le Président. Il n'a déjà pas le loisir, en temps normal, de regarder la télévision, mais le soir du 24 c'est certain, puisqu'il est aux Folies Bergère.

C'est pour cela que le 25 janvier, le lendemain donc, de sa folle soirée, il ne comprend pas du tout pourquoi la maire de Paris annule les célébrations du Nouvel An chinois. Pourtant, les chars de la procession et les dragons géants ne marchent pas au diesel. Sa motivation, pour une fois, n'est pas purement écologique, mais relève plutôt du principe de précaution. Un peu de bon sens, alors que la ministre de la Santé, qui voudra ensuite lui piquer sa place à la mairie de Paris, affirme, en direct du palais de l'Élysée : « *En termes de risques pour la France, des analyses de risques d'importation sont modélisées régulièrement par des équipes de recherche. Le risque d'importation depuis Wuhan est modéré. Il est maintenant pratiquement nul puisque la ville, vous le savez, est isolée. Les risques de cas secondaires autour d'un cas importé sont très faibles.*

Et les risques de propagation dans la population sont très faibles[3] », selon elle. Traduction : on est protégés. Pas de confinement à l'horizon.

D'autant que la ministre en rajoute une couche sur son compte Twitter dans la foulée : « *Le risque d'importation depuis Wuhan est quasi nul, le risque de propagation du #coronavirus dans la population est très faible.* » Sacrée Agnès !

Le Français que je suis se couche rassuré. Le médecin que je suis, un peu moins. La nuit n'est pas si paisible que ça. Plusieurs scénarios me passent dans la tête : elle dit que les risques sont « quasi nuls, très faibles » ? J'aurais préféré que, même si le risque d'importation et de propagation du coronavirus est très faible, la ministre nous présente un plan en bonne et due forme. Ça m'aurait rassuré. Mais bon, elle a l'air de maîtriser. Après tout, je n'ai pas toutes les infos. Cependant, je n'arrive pas à être tout à fait tranquille, car j'ai fait partie des experts qui ont conseillé plusieurs ministères pendant quinze ans, sous Jacques Chirac, Nicolas Sarkozy et François Hollande, pour gérer diverses crises sanitaires, dont des épidémies. En cas de menace sanitaire, le but est de tout préparer le plus vite possible, au cas où. Je connais bien le langage politique. C'est facile de masquer l'absence de préparation sous un beau verbiage rassurant. Et pourquoi dire simplement ce qu'on peut dire de manière compliquée ? C'est le credo assez répandu de l'animal politique qui aime s'écouter parler. Donc je ne suis pas surpris qu'Agnès Buzyn dise en cinq phrases ce qu'elle aurait pu dire en une : « Pas de confinement dans les tuyaux, puisqu'on ne craint rien. »

Entre le 22 février et le 1er mars de cette année, il y a le Salon de l'agriculture. Là, je commence à me demander si c'est l'idée du siècle de rassembler 480 000 visiteurs autour de 1 050 exposants, alors qu'on en est à une centaine de malades français du coronavirus (selon Santé publique France). Alors qu'on apprend, aussi, que les deux premiers infectés, le Chinois et l'instituteur, sont « *dead*[4] », comme l'avait si joliment dit Sibeth Ndiaye de Simone Veil le jour de sa disparition. Je doute qu'aller tâter le cul des vaches doive être la préoccupation première des Français dans l'instant, mais je pense, comme d'habitude, que le gouvernement sait ce qu'il fait. Ça me rassure, cependant, qu'il annule le dernier jour du salon.

Là où je me demande si le Président n'a pas, tout de même, quelques failles dans son entourage, c'est le 26 février. Ce jour est celui du premier mort français du coronavirus. Mais pas seulement. C'est surtout celui du match de foot Olympique lyonnais/Juventus de Turin. Est-ce, là encore – mais je ne suis pas expert des rassemblements, juste infectiologue –, une idée éclairée, de faire venir 3 000 supporters de Turin à Lyon, alors que notre voisin transalpin a 400 cas recensés de malades du coronavirus et 12 morts ? Et qui plus est, c'est le nord de l'Italie qui est le plus touché. Pas sûr. Beaucoup de mes collègues médecins sont atterrés.

Je suis pour ma part encore plus consterné quand on dit, côté Palais, que la décision de maintenir le match a été prise « *en arbitrage avec Gérard Collomb*[5] ». Les motivations très politiques de l'ancien ministre de l'Intérieur, maire de Lyon, passeraient-elles avant le principe de précaution ? C'est vrai qu'un match de foot de cette dimension, du côté des clubs ça fait rentrer beaucoup d'argent.

L'exécutif nous explique que Turin n'est pas dans la zone de confinement au moment de la rencontre sportive. Le fait que l'Italie soit vraiment inquiète ne fait apparemment pas trembler nos gouvernants. Je rappelle qu'ils n'ont pas le temps de regarder la télé. Ils ne voient donc pas, comme nous, chaque soir depuis maintenant des jours et des jours, ces images d'hôpitaux italiens bondés et de leurs soignants échevelés. Ils ne savent pas non plus que le reste du monde confine ses habitants dare-dare, pour enrayer le virus. La plupart étant en pénurie de masques. Comme nous.

Donc, le pouvoir dit et répète, aux habitants de Lyon en particulier, sur un ton ouvertement agacé, qu'il ne faut pas céder aux *fake news*. Que la décision de maintenir la compétition a été prise avec l'avis des experts. Lesquels ? On ne sait pas. Mais il faut les croire. Je ne suis pas un fan des matchs de foot, mais ça me donnerait presque envie de prendre un billet pour aller soutenir la Juve, avec les 59 999 autres spectateurs. Mais je commence à avoir pas mal de boulot à l'hôpital…

Je pense bien à retenter ma chance pour trouver des billets pour le match PSG/Dortmund du 11 mars. La rencontre se déroule sans public, mais les supporters ont le droit de se réunir autour du Parc des Princes. J'ai raté ça : 4 000 supporters, et le feu d'artifice qui suit. J'ai aussi raté les embrassades. Mais ce jour-là, il y a 2 281 cas déclarés de coronavirus en France. Et 48 morts. La plupart des médecins vivent assez mal de voir cette foule de supporters avec leur écharpe « Allez PSG ! » pendant que tous les autres ou presque aboient au gouvernement, face caméra, qu'il faut nous aussi nous confiner au plus vite. Parce que les chiffres de mortalité grimpent en flèche.

Au sein de l'hôpital de Garches, mon équipe, avec la précieuse aide des soignants d'autres services, s'échine à augmenter les capacités d'accueil. Et au pas de course. Pas En Marche ! Quel élan de générosité de la part des jeunes médecins, infirmiers, aides-soignants, des généralistes qui viennent proposer leur aide et des retraités qui reviennent avec un grand sourire. Ça fait chaud au cœur. Je les remercie tous, ici, parce que je n'ai pas eu le temps de le faire alors ou si peu.

Nous étions tout le temps en train de courir, et aucun de nous n'a malheureusement eu l'occasion, alors qu'il faisait beau, de mettre le nez dehors, ce 15 mars par exemple. Contrairement à la Première dame. Ils l'envient d'aller flâner sur les bords de Seine. C'est ce que se racontent des soignants qui viennent de passer un malade en réanimation. Car Brigitte Macron était bien En Marche sur les quais. Il me semblait pourtant que le Premier ministre avait dit qu'on ne devait plus sortir, sauf obligation, la veille, sur toutes les télés. Et qu'il fallait, si on ne pouvait pas faire autrement que de mettre le nez dehors, respecter au moins un mètre d'écart entre chacun. Quel ne fut pas mon étonnement d'apprendre qu'elle était allée sur les quais, serrée de près par ses quatre gardes du corps !

Mais le plus drôle, c'est le lendemain, le 16 mars. Dans les colonnes du journal *Le Parisien*. La Première dame parle de sa balade et se dit « *interloquée de voir les gens se masser les uns contre les autres*[6] ». Une belle phrase qui se mange sans faim, comme le dit Thérèse dans *Le père Noël est une ordure*.

Belle journée que celle du 16 mars ! Et belle équipe de bras cassés, parmi les décideurs ! Parce que ça ne fait que commencer. Pour le césar du « Je montre l'exemple » de l'année dans la catégorie « confinement », on a donc Brigitte Macron. Mais pour le césar du « canular du siècle », c'est Sibeth Ndiaye qui remporte la palme. « *Cette histoire de décret* [sur un confinement de la population] *était une* fake news[7] », assure-t-elle sur France Inter. Enfin, le premier rôle, lors de cette cérémonie, revient au président de la République, qui nous dit une poignée d'heures plus tard qu'on est confinés. Le 16 mars donc. Pas le lendemain de la prise de parole de Sibeth, mais le jour même. Parfait. Mais le casting des césarisés n'est pas complet.

Il me faut maintenant parler du ministre de l'Agriculture, Didier Guillaume ! La France a appris, la veille, qu'elle était recluse. Il nous dit, souriant, le lendemain : « *Il n'y aura pas de problème d'approvisionnement sur l'alimentation*[8]. » Cette phrase et cette attitude lui valent évidemment les acclamations du public. Il va peut-être remporter la palme du « ministre le plus populaire ». Le lendemain, les patrons d'enseignes alimentaires sont dans tous les sujets du JT. Ils expliquent que c'est la ruée. Qu'ils ne savent pas comment ils vont faire. On voit, sur toutes les chaînes d'info, les files interminables de gens devant les magasins. Les rayons vides.

Et les clients qui se battent, y compris pour les derniers paquets de pâtes ou les derniers rouleaux de papier toilette. Il y a des blessés. Et des employés soufflés. Et essoufflés. Définitivement, et sans retenue, le césar de la « déconnexion de la réalité » est attribué à Didier Guillaume. Il nous revient en mémoire, du coup, qu'il était au premier rang d'une corrida l'été dernier. Lui qui est aussi ministre de la condition animale. Effectivement, chez lui, rien ne doit nous étonner.

Ah, j'allais oublier ! À propos de papier toilette, le Pr Jean-Paul Stahl, infectiologue à Grenoble et rédacteur en chef du journal *Médecine et maladies infectieuses*, envoie un courriel d'une grande pertinence scientifique à tous les infectiologues de France. Il y compare la ruée pour dévaliser les rares stocks d'hydroxychloroquine à la ruée sur le papier toilette dans les supermarchés…

Mais revenons-en à nos moutons : le coronavirus. Qui fait 372 morts en France le 19 mars. Ce jour aussi est à marquer d'une pierre blanche pour les propos de Muriel Pénicaud. Qui lui jette la première pierre, blanche bien sûr ? Ce sont les patrons du BTP (bâtiment et travaux publics). Parce qu'ils apprennent, figurez-vous, alors que cette fois – on en est sûrs – la France doit se confiner, voilà qu'ils apprennent que la ministre du Travail n'est pas du tout contente.

Ils doivent aller travailler ! Elle traite les entreprises du bâtiment de « *défaitistes*[9] ». Pourquoi ? Parce qu'elles demandent un arrêt temporaire des chantiers. Motif de la requête : on soutient nos employés. Ils veulent respecter les règles de confinement. Ou être protégés.

Évidemment, Dame Pénicaud, là, est bien embêtée. On n'a pas de masques pour eux… c'est ballot. Du coup on ne l'entend plus trop après la remise de son césar de « l'indifférente de l'année » ! Je suppose, mais ce n'est qu'une supposition, qu'elle essaie de juguler l'hémorragie qui semble s'étendre à tous les autres corps de métiers. Je suppose, toujours, qu'elle a en tout cas bien réussi à vendre son yaourt à Danone – son ex-boîte – puisque les rayons de mon supermarché en sont pleins. Sûr que ces équipes ne sont pas en confinement.

Et ce n'est pas fini. Le gouvernement a été très bon sur la question du confinement. Attachez vos ceintures, ça va secouer.

Le 24 mars, on en est, côté chiffres, à 1 100 morts recensés, dont 240 en vingt-quatre heures. 10 176 patients hospitalisés, dont 2 516 en réanimation. En bref, fini de tergiverser. Côté gouvernement, on est en ordre de bataille. La partition est réglée. Tout le monde parle d'une seule voix. Ça fait du bien. « Restez chez vous ! » est le seul mot d'ordre. Pas pour nous, les soignants, mais pour la grande majorité des autres

Français. Tout le monde parle d'une seule voix, je le répète. Jusqu'à ça : « *Rejoignez la grande armée de l'agriculture française*[10] *!* » balance Didier Guillaume, fier comme un paon de sa trouvaille. Allez, venez, Français, on a besoin de 200 000 personnes ! déclame le ministre. Donc finalement, on est confinés ou pas ? Les Gaulois en perdent leur latin.

Donc, je reprends : confiner le pays en entier (sauf les métiers indispensables), excellent. Nous, les soignants, réclamions cela. Mais maintenir le premier tour des élections municipales, belle inspiration. Oublier les SDF, les squats, là où la maladie progressait à toute vitesse, génial. Bon allez ! j'arrête. D'autant que ça ne me fait en réalité pas rire du tout. Ne rien organiser non plus pour les personnes isolées, âgées, handicapées, j'ai eu aussi beaucoup de mal à saisir. Ne pas protéger les populations fragiles, je n'ai pas compris. Pour rester correct. Et puis ne pas mettre en place de suivi pour les femmes ou enfants battus, pas même un numéro vert avant la Saint-Glinglin, je le dis sans ambages, j'ai trouvé ça fou.

Mais ce qui m'a le plus choqué, concernant le confinement, c'est qu'on aurait pu éviter qu'il soit généralisé. Si on avait eu des masques. Et qu'on avait, en parallèle, dépisté en masse. Dans les pays où on a testé en quantité, mais jamais confiné, sauf les malades, les porteurs sans symptômes du virus et les personnes fragiles, il y a eu très peu de victimes : mi-mai on comptait 256 morts en Corée, 668 au Japon, 3 040 en Suède et 21 à Singapour. À l'heure du bilan, les écarts entre ces pays et la France (27 000 morts au 13 mai) ne se réduiront jamais.

Si Emmanuel Macron avait regardé ce qui se passait au-delà de nos frontières, il aurait vu que le confinement n'était que le plan B. Aucune mission officielle n'a cherché à comprendre ce que faisaient les Allemands ou les Coréens pour s'en inspirer. Une faute politique extrêmement grave. Le confinement n'était pas forcément la seule trajectoire à prendre. Il aurait pu écouter les injonctions de l'OMS. L'Organisation n'a cessé de demander de tester. Ça aurait évité le confinement de toute la population. Et que la France passe aussi pour le tiers-monde, abandonnant à cette occasion un peu plus de son prestige aux yeux des étrangers. Parce que niveau rayonnement, on a pris un sacré coup dans l'aile.

Enfin, et j'en finirai par là, une fois qu'on avait raté notre dépistage et qu'on n'avait plus d'autre choix que celui du confinement généralisé, on aurait dû, et par « on » j'entends nos dirigeants bien sûr, demander aux Parisiens de ne pas quitter leurs résidences principales pour les secondaires. L'afflux de milliers d'habitants de la capitale vers les campagnes françaises a complètement déstabilisé la ruralité. Des médecins de Paris se sont trouvés désœuvrés alors qu'ils s'étaient préparés à faire front, en première ligne, pour épargner le personnel soignant des hôpitaux. Pendant ce temps, les médecins de campagne, eux, ont croulé sous la tâche. Cette grande pagaille aurait pu être anticipée, puisqu'on en avait eu l'exemple au pays de la Grande Muraille. À l'annonce du confinement de Wuhan, des centaines de milliers de Chinois avaient fui à travers le pays. Une vraie répétition générale. Le scénario était déjà écrit : *La Grande Vadrouille*. Chapeau l'artiste ! De Funès et Bourvil doivent se retourner dans leurs tombes.

Avec le confinement généralisé, tout le pays est sous cloche, en attendant que la fameuse « courbe en cloche » de l'épidémie, bien connue des spécialistes, redescende. Mais il y a des choses qui clochent… Même du grand n'importe quoi. Ainsi, la visite d'Emmanuel Macron en Seine-Saint-Denis le 8 avril dernier. Ne pas penser que le Président, dans les rues, offert à la vue de tous, va provoquer un attroupement de personnes, serrées comme des sardines autour de lui, sans masques… Quelles cloches l'ont conseillé ? Pas celles de Pâques.

Ça me rappelle sa visite à la Pitié-Salpêtrière, au début de l'épidémie, au cours de laquelle, devant les caméras, il serrait les mains de tous les médecins, les infirmiers, les aides-soignants, les administratifs. On aurait cru Jacques Chirac au Salon de l'agriculture. Choquant, car peu de temps auparavant, son ministre avait clamé haut et fort que les Français, à juste titre, ne devaient plus se serrer la main. Encore un bel exemple venu d'en haut.

Dernier exemple de sottise : l'annonce du déconfinement en mai. D'annonce en annonce, avec les contradictions habituelles entre les uns et les autres, l'affaire va prendre du temps, beaucoup de temps ! On apprend que les tests diagnostiques seront réservés aux malades avec des symptômes et que les personnes sans symptômes n'en auront pas besoin. Mais qui souffle ces âneries à l'oreille du Président ? Une fois qu'on est tombé malade, il n'est pas d'une très grande utilité d'avoir un test pour vous dire… que vous êtes malade.

Tous les médecins aguerris par plusieurs semaines d'épidémie savent faire le diagnostic sur les signes cliniques, sans test. Leur intérêt, si on déconfine, c'est justement de dépister le plus de monde possible, y compris les personnes sans symptômes. Annoncer qu'on renverra du jour au lendemain à l'école tous nos gamins, c'est très bien. Mais si on ne peut pas tous les tester avant, c'est de la folie. Certes, très peu d'enfants seront malades, mais ils rapporteront le coronavirus à la maison et contamineront leurs parents et surtout leurs grands-parents. Alors que le gouvernement a annoncé le déconfinement pour le 11 mai, et que la France produira 700 000 tests diagnostiques PCR par semaine, je pleure. Ce nombre est largement insuffisant. Il en faudrait des millions. Or, des biologistes disent publiquement que la France ne sera même pas capable de produire ces 700 000 tests. Ainsi, on déconfine en pénurie de masques, en pénurie de tests diagnostiques et en pénurie des médicaments actifs (hydroxychloroquine et azithromycine), utilisés dans la plupart des pays.

La coupe est pleine. En tout cas pour moi. Et, je l'observe autour de moi, pour beaucoup de Français aussi.

SCANDALE 6

La chloroquine, qui dit que c'est efficace ?… à part la moitié de la planète ?

«*Nous sommes en guerre.*» Cette phrase, le président de la République la répète ce 16 mars. La guerre, c'est évidemment contre le Covid-19. Du coup, on apprend que toutes les réformes en cours sont repoussées aux calendes grecques. Que le gouvernement ne légiférera que par ordonnances, c'est-à-dire à la vitesse de la lumière, et uniquement sur le coronavirus. On apprend plein d'autres choses, sur la fermeture des écoles, les entreprises… Et aussi qu'un Conseil scientifique est monté. Il est en charge de dire à l'Élysée ce qu'il faut faire.

Et le Conseil s'avère compétent. Le lendemain de l'allocution présidentielle, Édouard Philippe annonce le confinement de la France, sur conseil du groupe de scientifiques. Et le surlendemain, le 18 mars, Jean-François Delfraissy, le président du Conseil en personne, prend la parole dans le JT de France 2. Interrogé sur le traitement du coronavirus, il dit que c'est la course au remède. Il a un peu le visage en biais quand Anne-Sophie Lapix lui demande ce qu'il pense des déclarations de l'Institut hospitalo-universitaire de Marseille, qui dit que ses équipes ont le remède.

Mais il répond. Il sait que 24 patients de cet hôpital ont reçu de l'hydroxychloroquine. Et il sait également que ça a marché sur 75 % des patients. Enfin, il est au courant que l'IHU dit qu'en ajoutant un antibiotique à l'hydroxychloroquine, il a eu 100 % de guérison, au cinquième jour de traitement. Il sait tout ça. En même temps, on vient de lui passer, à lui comme aux 66 millions de Français, le sujet pendant le JT. Mais ce qu'il sait aussi, Jean-François Delfraissy, c'est que ces résultats sont « *extrêmement préliminaires. Ils ne répondent pas aux critères classiques de l'évaluation d'un médicament*[1] ». C'est ce qu'il ajoute. Et c'est vrai.

Avant qu'un médicament soit autorisé sur le marché, il doit passer au tamis de l'analyse :

1. La recherche exploratoire. C'est le moment où on veut comprendre les mécanismes de la maladie. Afin de déterminer la cible que le médicament doit atteindre.

2. Les études précliniques. On teste la molécule choisie sur des cultures de virus.
3. Si les tests sont concluants, on en fait d'autres, de toxicologie. On évalue là les effets secondaires du médicament, d'abord chez l'animal, puis chez l'homme.
4. L'étude de la toxicité aiguë. Sept jours après l'administration unique du médicament, on voit si ça continue à fonctionner.
5. L'étude des toxicités subaiguës et chroniques. On administre le remède de façon répétée, et on voit ce qui se passe. On le fait à court terme (deux à quatre semaines) et à long terme (trois à six mois).
6. C'est l'heure de l'étude de la toxicité embryofœtale et périnatale. On regarde, là, chez l'animal, la toxicité de la molécule sur l'embryon, quand la femelle est gestante.

Parce que, comme vous venez de le comprendre, rien que pour les étapes préliminaires chez l'animal, on en est facilement à six mois d'essais. Et ce n'est pas fini. Il y a ensuite, je vais vite : l'étude pharmacocinétique et du métabolisme du médicament, l'étude du pouvoir mutagène, puis celle du pouvoir cancérigène, l'étude de la tolérance locale. Et enfin, la recherche clinique. Ça y est, on passe à l'homme. Et là aussi, on est bon pour un paquet d'étapes. Phase 1, étude de la tolérance du médicament. Phase 2, étude de son efficacité. Et phase 3, l'essai comparatif : médicament pour un groupe, rien pour l'autre. Pour voir si la guérison est liée à la prise du remède. Voilà les marches qu'une molécule doit grimper pour arriver jusqu'au patient.

Patient, le mot est à propos dans le cas du coronavirus. Parce qu'il va falloir l'être. Le Conseil ne veut pas, mais alors pas du tout, transiger sur le protocole. Le mot « méthodologie » remporte la médaille d'or pour « le mot le plus articulé de la semaine », celle qui suit l'annonce des résultats de l'essai raoultien. Côté Conseil, côté ministères aussi. La médaille d'argent, c'est au mot « attendre » qu'on la remet. Prononcé, là aussi, à foison, par la gouvernance, tant politique que scientifique. Il est urgent d'attendre, telle est la consigne. On prend les confinés pour des c… tout court.

Donc, on n'est plus « en guerre », comme le disait Emmanuel Macron ? Non, parce que en guerre, nous, on croyait qu'il fallait vite se déployer. Et prendre les armes. Et les charger. Et tirer aussi. Non ? On n'est plus sur la ligne de conduite : « *Plus nous agirons ensemble et vite, plus nous surmonterons cette épreuve*[2] », du même Emmanuel Macron ?

Eh bien non, nous dit le Conseil scientifique. Accélérer le protocole pour trouver le remède, ils veulent bien y penser, mais dynamiter des étapes, niet ! Donc l'étude du Pr Foldingue, elle est recalée. Un essai sur 24 patients, ce n'est pas assez. Et puis il n'y a aucun comparatif dans ce machin ! Didier Raoult a donné de l'hydroxychloroquine à tout le groupe de patients ? Quoi ? Mais c'est dingue ! dit le Conseil. Normalement, la moitié des malades reçoit le médicament, et l'autre un placebo. Et lui, il a traité tout le monde !! Les gars du Conseil scientifique n'en reviennent pas. Que cet illuminé de Raoult, en plus, dise aux médias qu'il a le remède contre le coronavirus, ça ne passe pas.

Du coup, on a d'un côté un hurluberlu en la personne du Pr Raoult, qui dit que si, sa soupe est bonne. Et qu'il faut dépister tout le monde. Et traiter. Massivement. Et de l'autre, le Conseil, qui ne voit pas en quoi c'est un problème de refuser l'espoir d'un traitement, même imparfait, à des gens atteints d'un virus possiblement mortel. Évidemment, tout ça n'est pas formulé comme ça. On a beaucoup de « euh... », de « oui mais » et de « ne nous précipitons pas », mais on a toujours un non ferme à la chloroquine pour tous.

Le Pr Yazdan Yazdanpanah, représentant du Conseil scientifique du gouvernement, a déclaré, dès le début, que la chloroquine ne marchait pas. Martin Hirsch, directeur général de l'AP-HP, a déclaré que la chloroquine ne marche que dans les tubes, mais pas chez les malades et que les stocks de l'AP-HP devaient être réservés aux essais cliniques.

Sauf que « *La France a peur. Je crois qu'on peut le dire aussi nettement que ça* », comme le disait Roger Gicquel en 1976. Et que le seul à proposer une sortie de crise, une piste sérieuse, c'est le Pr Raoult. Que les médias s'intéressent tant à lui, qu'en vingt-quatre heures on sait que ledit prof n'est peut-être pas le Docteur Maboul que nous vend le Conseil scientifique. Que le bonhomme est classé premier chercheur mondial pour les maladies infectieuses. Sur Expertscape. Et qu'il a des centaines de publications à son actif.

Résultat : les Français veulent de l'hydroxychloroquine. Ruée dans les pharmacies. Et augmentation de 60 % des agressions sur le personnel, selon l'ordre des pharmaciens. Agressions verbales, mais aussi à l'arme blanche. Les médecins de ville sont eux aussi assaillis de patients qui en veulent, de l'hydroxychloroquine. Et qui, quand on ne leur en donne pas, tapent du poing sur la table. Ou sur les docteurs. Bonne ambiance !

C'en est trop pour Karine Lacombe. La cheffe de service en maladies infectieuses de l'hôpital Saint-Antoine vient en renfort pour soutenir ses amis du Conseil scientifique. JT de 13 heures de France 2 du 23 mars : « *Ce qui se passe à Marseille, à mon avis, est absolument scandaleux* », puis, ajoute-t-elle, plus loin, parlant de la chloroquine : « *On ne peut pas, comme ça, maintenant, la donner à n'importe qui, dans n'importe quelles conditions. Je pense que c'est extrêmement dangereux.* » Enfin, clôt-elle : « *Et je suis très peinée que des scientifiques de renom comme mes collègues de Marseille se soient engagés dans une action de ce type-là*[3]. »

L'heure est à la décomposition. Karine Lacombe continue à clamer sa position, notamment le 28 mars, sous les dorures de Matignon. « *On ne pourrait donc pas* [sic] *donner de l'hydroxychloroquine à tout le monde.* » Sauf qu'avant c'était possible. Jusqu'au 13 janvier 2020. Jusqu'à cette date, elle était en vente libre en pharmacie. Comme le Doliprane. Et moult autres. Et s'il s'était agi d'une erreur, on a mis bien longtemps à la réparer, puisqu'elle a été en vente libre pendant plus de cinquante ans. Au passage, sachez que c'est Agnès Buzyn, alors ministre de la Santé, qui a classé l'hydroxychloroquine en « substance vénéneuse ». On ne pourra, dorénavant, l'avoir que sur ordonnance.

Les sceptiques ont trouvé ça bizarre que ce soit pile après le début de l'épidémie, en Chine, mais je ne suis pas adhérent de la théorie du complot. Virulente, comme à son habitude, la docteur Lacombe se dit peinée, donc, que « *des scientifiques de renom* » prônent la chloroquine. Elle déclare ça quand déjà ? Le 23 mars ?

Elle doit ignorer que mi-février, la Chine affirme la victoire de la chloroquine et de l'hydroxychloroquine sur le virus. Ils l'ont utilisée dans une dizaine d'hôpitaux différents. Et que parmi les chercheurs on trouve le Pr Zhong Nanshan, découvreur du Sras en 2002.

Elle doit ignorer que, depuis la publication du consensus chinois recommandant l'hydroxychloroquine ou la chloroquine, le monde lance des essais en pagaille. En Corée du Sud (150 participants), en Norvège (202 participants), aux États-Unis (1 500 participants), au Mexique (500 participants), en Espagne (3 040 participants)…

Elle sait pourtant que la France a annoncé, la veille, qu'elle allait elle aussi inclure l'hydroxychloroquine dans un essai sur 3 200 personnes. Mais Karine Lacombe passe beaucoup de temps devant les micros depuis quelques jours. Le 11 mars, sur TF1. Le 13 mars, elle est sur RFI. Le 22, elle répond à *Valeurs actuelles*. Le 23 au JT de 13 heures de France 2, puis sur TMC, dans l'émission « Quotidien ». Entre autres.

Et les jours qui suivent, elle est sur tous les fronts de l'épidémie. Sur LCI, dont elle devient la nouvelle référente médicale. Puis dans les colonnes de *Gala*, mais là c'est pour parler d'elle. Pour expliquer que TF1 la voulait, mais qu'elle a refusé. Pour revenir à son boulot d'infectiologue. Ah non pardon, « *J'ai refusé pour garder ma liberté de m'exprimer où je voulais*[4] », dit-elle.

Ce que doit ignorer Karine Lacombe, mais pas seulement elle, tout le gouvernement français, et le Conseil scientifique en entier, c'est que pendant que nous, en France, on fait la fine bouche, le monde entier veut de la chloroquine.

Bayer propose d'offrir 3 millions de comprimés aux États-Unis. Israël s'en fabrique à la pelle, et promet d'en envoyer 6 millions en Amérique. En Suisse, on dépoussière les 50 millions de doses en stock, et on en attend 80 millions de plus, d'ici à fin mai. En Corée du Sud, on traite déjà à l'hydroxychloroquine, sans attendre les résultats de telle ou telle étude. Ils ont 174 morts le 3 avril. Nous, le même jour, 6 507. En Italie aussi on en veut. En Pologne. En Espagne, au Portugal et en Grèce. Au Maroc, au Sénégal, sur le continent africain, très largement. Même la Russie, qui s'est renseignée de très près sur ce qui se passait en Chine. Et Dieu sait si le renseignement russe est efficace. Suite à un échange au plus haut niveau entre les dirigeants russes et chinois, la Russie bascule dans le camp de la chloroquine. Sûrement tous des fadas, comme les Marseillais !

Le 26 mars, la France décide, finalement, d'autoriser la prescription de l'hydroxychloroquine. Un décret est signé[5]. Et le Pr Raoult est très content : « *Dans le cadre de l'étude sanitaire, l'hydroxychloroquine peut être prescrite en traitement du Covid-19. Merci à @Olivierveran pour son écoute* », écrit-il sur Twitter. Mais le 27, le lendemain, modification du décret : « Il est autorisé d'administrer cette molécule contre le Covid-19 à l'hôpital uniquement, et seulement aux cas graves. » Traduction : quand les malades ont une insuffisance respiratoire. Quand c'est trop tard en fait ! dit Raoult. Moi aussi, à tout-va, sur tous les médias. Dès la mi-mars, j'alerte à la télévision. Je n'ai jamais dit que c'était prouvé, que c'était le remède miracle. J'ai dit que même si l'hydroxychloroquine n'était pas si efficace que ça, on le saurait vite, mais n'attendons pas pour en commander des millions de doses aux industriels et constituer des stocks stratégiques, au cas où. D'autant que le coût de l'opération est très faible. Attendre encore des semaines et des semaines avant de prendre une décision nous assurera d'une chose : que les stocks mondiaux auront déjà été dévalisés et que la vague épidémique sera passée. Il ne nous restera plus qu'à compter les morts. À quelques centaines de décès par jour, c'est cher payé en vies humaines qui pourraient peut-être être sauvées, si jamais ce médicament s'avérait efficace.

Didier Raoult a raison, il est vraisemblable qu'aucun médicament antiviral n'ait d'effet significatif sur la phase finale du Covid-19. C'est quand les malades ont une forme modérée qu'il faut les traiter. Parce que c'est là qu'on peut stopper la multiplication des virus. Quand les gens sont en réanimation, comme le dit Marcel (un gars qui a un super blog sur Internet), « *le problème, ce n'est plus le virus ! Le gars, il cherche de l'air, il suffoque, le virus il s'en tamponne. Il est à deux doigts de claquer, le gars !* ».

Le pire est dans les maisons de retraite, appelées Ehpad. Les directeurs des établissements de ma région m'envoient des messages de détresse tous les jours pendant la crise, en appelant au secours. Ils n'ont presque pas de masques, aussi bien pour le personnel que pour les soignants. Ils n'ont pas un seul comprimé d'hydroxychloroquine. Ils pleurent en comptant les morts. Ils n'ont pas de tests diagnostiques non plus pour dépister les porteurs du virus et essayer de les isoler dans une autre partie du bâtiment. Ils se sentent totalement abandonnés, d'autant qu'une proportion importante du personnel a attrapé le Covid-19, sans espoir de traitement.

Beaucoup de médecins des Ehpad et de généralistes ont été choqués par les décrets du gouvernement, qu'ils ont reçus à quelques jours d'intervalle. D'un côté, on leur interdisait, contrairement à leurs confrères d'autres pays, de prescrire l'hydroxychloroquine, soi-disant dangereuse, et en même temps on leur autorisait exceptionnellement la prescription du Rivotril®, très restreinte depuis quelques années. Du jamais-vu. Ce médicament est prescrit dans le cadre des soins palliatifs des malades en fin de vie. Comme la plupart des médecins, je suis en complet accord avec les soins palliatifs, quand il n'y a pas d'autre solution. Mais c'est la juxtaposition des deux décrets qui a été perçue comme violente. Le ressenti des médecins a été : on nous refuse le seul traitement qui marche peut-être, mais on nous autorise exceptionnellement l'euthanasie en Ehpad ou à domicile des malades atteints du Covid-19. Cela a forcément déclenché de la colère.

Car les données chinoises affirmaient l'efficacité de la chloroquine ou de l'hydroxychloroquine, à la fois sur le virus en laboratoire et chez les malades. Une étude publiée par Chen et ses collaborateurs montre l'efficacité de l'hydroxychloroquine chez les malades atteints par le Covid-19 et souffrant de pneumonie pas trop grave. Autre fait marquant, dans l'introduction de leur article, les auteurs signalent qu'ils ont mené en parallèle une enquête chez 80 malades atteints de lupus, traités au long cours par l'hydroxychloroquine, dont c'est un des traitements courants. En plein cœur de l'épidémie à Wuhan, aucun d'entre eux n'a développé de Covid-19, ce qui suggère que l'hydroxychloroquine a un effet préventif.

Le 17 mars, après analyse de ce qu'on appelle la balance bénéfice-risque réalisée par des experts de l'AIFA (Agence du médicament italienne), le gouvernement italien, en considération de l'urgence sanitaire, autorise la prescription de la chloroquine ou de l'hydroxychloroquine par tout médecin.

Le 29 mars, après avis favorable de la FDA (Agence américaine du médicament), le ministère de la Santé des États-Unis (US Department of Health and Human Services) décide de mettre de la chloroquine et de l'hydroxychloroquine à la disposition des pharmacies hospitalières sur l'ensemble du territoire fédéral. Donald Trump a vite pigé et commandé immédiatement des dizaines de millions de doses à tous les fabricants mondiaux. Il a ainsi constitué dans l'urgence un énorme stock stratégique. Tous les médecins hospitaliers américains peuvent prescrire la chloroquine ou l'hydroxychloroquine, sans condition de gravité et même en dehors d'essais thérapeutiques. La FDA a reconnu qu'on manquait encore de données mais que, malgré des preuves d'efficacité encore maigres, les bénéfices potentiels du produit dépassaient vraisemblablement les risques. Un bel exemple de pragmatisme face à l'urgence. Le Portugal, suivi par d'autres pays, recommande ces traitements pour les cas de Covid-19 avec pneumonie. Beaucoup de pays, dont l'Allemagne, ne recommandent pas, mais autorisent.

Pendant ce temps, la France se distingue du reste du monde. Qui sont les Gaulois réfractaires ? Le peuple de France ? Ou le gouvernement qui agit en dépit du bon sens ? À force d'écouter ses conseillers, ses Diafoirus qui donnent d'un ton pontifiant leurs avis contestables, le Président tergiverse. Résultat ? On attend… on attend… Pourtant, tous les jours depuis des semaines, les morts se comptent toujours par centaines…

C'est parfait, attendons tranquillement la prochaine pandémie. Dans un siècle ? Ou dans trois ans ?

Le profil de tolérance de ces médicaments prescrits à des milliards d'individus depuis des décennies est bon, à la condition expresse de respecter le dosage (un surdosage important peut être mortel) et les contre-indications, de vérifier la compatibilité avec d'autres médicaments pris simultanément, de vérifier le taux de potassium dans le sang et de réaliser un électrocardiogramme, surtout en cas de prescription associée d'azithromycine.

On observe une désinformation surprenante sur la toxicité de la chloroquine et de l'hydroxychloroquine. La première victime américaine médiatisée avait avalé un produit pour nettoyer son aquarium car ce produit contenait de la chloroquine.

Il semble que quelques cas graves de troubles du rythme cardiaque aient été rapportés depuis le début de l'épidémie. J'ai pu, avec mes collaborateurs, constater dans mon service quelques cas d'anomalies de l'électrocardiogramme ou d'atteinte cardiaque plus marquée dues au coronavirus, alors que les malades n'avaient pris ni hydroxychloroquine ni azithromycine. Imaginez que, s'ils avaient pris l'un de ces médicaments, on aurait immédiatement accusé le traitement d'être responsable de ces troubles cardiaques. L'ANSM (Agence du médicament) aurait été la première à crier au loup.

Le coronavirus peut aussi entraîner des baisses de potassium dans le sang (kaliémie). Habituellement une kaliémie basse s'observe chez des personnes qui prennent des diurétiques pour la tension ou des personnes qui ont des vomissements ou de la diarrhée. Certes, on peut rencontrer ces situations chez des malades atteints de coronavirus. La surprise a été de constater dans quelques cas, lors de l'entrée à l'hôpital, des kaliémies basses sans explication apparente. Il semble que, lors du Covid-19, certains malades aient une atteinte rénale responsable d'une fuite de potassium dans les urines. Or une kaliémie basse favorise beaucoup les troubles du rythme cardiaque. Il faut être d'autant plus vigilant et ne prendre ces médicaments que sous stricte surveillance médicale. Il faut éviter à tout prix l'automédication.

De plus en plus de médecins pensent que cette stratégie est la seule aujourd'hui qui soit conforme à leur serment d'Hippocrate.

Le 5 avril, dans *Le Figaro*, trois grosses pointures de la médecine écrivent une tribune pour soutenir le traitement de Raoult. Il s'agit du Pr Fabien Calvo, ancien directeur scientifique de l'Institut national du cancer, du Pr Jean-Luc Harousseau, ancien président de la Haute Autorité de santé et du Pr Dominique Maraninchi, ancien directeur général de l'ANSM (Agence du médicament).

Depuis le début de l'épidémie en France, on peut observer les chiffres officiels publiés tous les jours par Santé publique France. Les chiffres parlent d'eux-mêmes. Si l'on regarde le nombre quotidien de personnes qui sortent de l'hôpital, on peut comparer par régions ceux qui sortent de l'hôpital les pieds devant et ceux qui sortent sur leurs pieds et rentrent à leur domicile. Ça énerve les Pieds nickelés de l'intelligentsia scientifique parisienne ! Il n'y a pas photo, les hospitalisés meurent beaucoup moins à Marseille qu'à Paris.

L'équipe du Pr Raoult a démontré, jour après jour, avec une logique implacable, le bien-fondé de son action : dépistage, séparation des personnes malades, traitement systématique.

Le traitement, l'association hydroxychloroquine-azithromycine, a été commencé le plus rapidement possible pour les formes moyennement sévères de Covid-19. Son étude sur plus de 1 000 patients, dont près de 65,7 % avaient une pneumonie documentée par un scanner, montre une excellente tolérance du traitement, sans problème cardiaque, et une excellente efficacité. Dans le groupe des personnes les plus à risque, le taux de guérison a été de 98,7 %. De plus, la mortalité observée chez les personnes les plus âgées est tombée à 0,75 %. Ce résultat est magnifique, quand on observe sur les chiffres de Santé publique France que pour les personnes de plus de 70 ans hospitalisées pour Covid-19, la mortalité peut atteindre 30 %, voire 50 %.

Autre intérêt, on observe avec le traitement hydroxychloroquine-azithromycine une disparition plus rapide du virus par rapport aux données historiques chinoises. On voit ainsi que ce traitement, de par son impact sur la durée de la période de contagion, contribue à freiner la propagation de la maladie.

Chers Gaulois, le chef Vérantorix interdit pourtant la distribution de la potion magique du druide Raoultix. Connaît-il les principes fondamentaux, qu'il faudra graver en lettres d'or sur le mur du ministère ! «*Mieux vaut une bonne autopsie qu'un traitement sans preuves*» ou bien «*Mieux vaut mourir sans prendre de risque que de guérir avec des méthodes non encore certifiées*». Ça m'a rappelé un dessin qui a circulé, où on voit deux individus en haut d'une falaise en train de regarder un homme qui se noie et qui appelle au secours. L'un des deux tient une bouée à la main sans bouger. Son ami lui demande «*Pourquoi ne lui jettes-tu pas la bouée ?*» Il répond : «*Je ne suis pas sûr qu'elle soit homologuée.*»

Voilà, je crois que tout est dit sur la gestion de l'hydroxychloroquine en France. On a été aussi bons que pour les masques, les tests et le dépistage. Au prix du cachet, une grosse commande n'aurait pas ruiné le pays. Pas assez cher ! pensent peut-être certains. Surtout ces grands experts qui aimeraient associer leur nom à la découverte d'un nouveau médicament miracle, plutôt que d'utiliser ce vieux machin qu'est la chloroquine. Pas assez chic.

Pendant ce temps, début mai, la France bat le record du monde de la létalité due au coronavirus. Et l'Hexagone est le seul pays du monde à interdire la prescription d'hydroxychloroquine, sauf pour les mourants. Cherchez l'erreur.

Une histoire d'ego ? Allez savoir…

SCANDALE 7

Certains savaient…

«*Quand j'ai quitté le ministère, je pleurais parce que je savais que la vague du tsunami était devant nous*[1].» Ces propos sont ceux qu'Agnès Buzyn tient à Ariane Chemin, le 17 mars, dans les colonnes du journal *Le Monde*.

Donc elle savait. Que le coronavirus allait arriver en France. Et que ça allait être dramatique. Un raz de marée, puisqu'elle parle de «tsunami».

«*Je pense que j'ai vu la première ce qu'il se passait en Chine*[2].» Elle précise que vers le 20 décembre, un blog anglophone alerte sur cette nouvelle pneumonie étrange. Elle est donc alarmée: ça peut être un virus inconnu, qu'on ne va, donc, pas forcément savoir éradiquer, puisqu'elle ajoute «étrange».

«*Le 20 décembre, j'ai alerté le directeur général de la Santé*[3].» RAS. Elle est réactive. Elle le prévient tout de suite de ce qu'elle sait.

«*Le 11 janvier, j'ai envoyé un message au Président sur la situation*[4] », dit-elle. Elle met donc vingt et un jours de plus à prévenir Emmanuel Macron.

Le 24 janvier, elle s'adresse à la France et dit que «*le risque d'importation* [du virus] *depuis Wuhan est quasi nul*[5] ». Alors que l'épidémie a commencé à peine trois mois plus tôt, que la Chine enterre, ce jour-là, son 41e mort du coronavirus. Et que nous, on a déjà 3 cas avérés. Il est donc de notoriété publique que la maladie peut faire mal.

Le 30 janvier, elle dit : «*J'ai averti Édouard Philippe que les élections ne pourraient sans doute pas se tenir*[6]. » On est donc six jours après qu'elle a dit qu'on n'avait rien à craindre. Mais en off elle s'inquiète de la vitesse fulgurante à laquelle le coronavirus se répand.

Le 17 février, elle se lance dans les municipales. Et quitte le ministère, abandonnant le navire juste avant la tempête. Confirmation de l'intéressée : elle avoue avoir laissé le ministère sachant que «*la vague du tsunami était devant nous*[7] ».

Il est «*impossible de laisser passer sans rien relever*[8] », dit Jean-Luc Mélenchon. Ces propos sont «*effarants*[9] », dit la présidente du Rassemblement national, Marine Le Pen.

«*Elle confie donc aujourd'hui qu'elle a menti publiquement dans l'exercice de ses fonctions*[10] », dit le sénateur PS David Assouline.

Oui, Agnès Buzyn savait qu'on allait devoir faire face à une épidémie. Et elle n'a rien fait.

Le 30 janvier : « *J'ai averti Édouard Philippe.* » Elle craint un premier tour des municipales en pleine pandémie. Mais non, le chef du gouvernement n'entend pas.

« *Au moment où elle m'a dit ça, beaucoup de médecins n'étaient pas d'accord avec elle, beaucoup de médecins pensaient qu'il ne s'agissait pas d'une épidémie qui produirait son effet à ce moment, ou qui aurait cet impact*[11] », rétorque agacé le 17 janvier le Premier ministre dans le journal télévisé de France 2. Qui sont les médecins dont on parle ? Si c'est à eux que le gouvernement fait confiance pour savoir comment lutter contre le coronavirus, pourquoi l'un d'entre eux n'est-il pas le ministre de la Santé ?

Oui, Édouard Philippe n'était pas sûr qu'il y ait une pandémie. Mais il savait que c'était une possibilité. Et, lui aussi, n'a pas fait ce qu'il fallait.

5 septembre 2016 : « *La France n'est pas prête*[12] », écrit Jérôme Salomon au candidat Macron. La note « confidentielle » est rendue publique parmi les 20 000 courriels piratés puis partagés par WikiLeaks, les « MacronLeaks », selon le journal *L'Opinion*. Jérôme Salomon est à l'époque conseiller santé du prétendant à la présidence. Il souligne, dans la note, le « *manque de*

réactivité et de capacités d'adaptation », ainsi que les difficultés d'accueil « *en milieu hospitalier, en particulier si l'afflux de victimes est important*[13] ». Pourquoi parler de non-préparation ? Il prévient Emmanuel Macron qu'il y aura une épidémie ?

Le 11 janvier 2017, il explique l'épidémie de grippe d'alors : « *L'absence de maîtrise de gestes basiques d'hygiène : [...] port du masque généralisé en Asie est quasi inconnu en France*[14] *!* » C'est ce qu'il écrit dans un courriel, à l'attention de la garde rapprochée d'Emmanuel Macron. Il dit aussi dans le mail « *une triste et caricaturale confirmation du paradoxe français* ». Triste et caricatural, en effet. De critiquer le gouvernement précédent, et de ne pas faire mieux quand on est au pouvoir deux ans plus tard.

20 décembre 2019 : « *J'ai alerté le directeur général de la Santé* », dit Agnès Buzyn. Donc Jérôme Salomon sait que la ministre a peur du coronavirus. Mais il reste inerte.

22 janvier, il déclare sur l'antenne de BFM TV : « *Pour rassurer les Français, c'est vraiment le modèle de la grippe*[15]. » Donc on n'a pas à s'inquiéter. Et on oublie ce qu'il disait trois ans plus tôt. Qu'il faut « *un port du masque généralisé* ».

Mi-février, Jérôme Salomon a commencé à envoyer des textos alarmants à ses collègues médecins : « *La vague arrive !* », « *On va se prendre la vague*[16] *!* » révèle le quotidien *Le Monde*.

Mais au fait, où sont les masques ? L'expert savait qu'on allait en avoir besoin. Et lui non plus n'a pas du tout pris la mesure de l'épidémie.

30 janvier : il commande 1 100 000 masques, un chiffre ridicule.

18 février : « *D'abord je n'ai pas besoin de vérifier que la France soit prête, la France est prête ! Et elle est prête parce que nous avons un système de santé extrêmement solide*[17] », déclare le nouveau ministre Olivier Véran sur France Inter.

23 février : « *Il n'y aura pas un seul département français qui ne sera pas équipé pour faire face à la menace épidémique*[18] », dit-il, catégorique, dans le JT de France 2.

Le 3 mars : « *L'hôpital français est prêt. La médecine de ville est prête. Nous faisons en sorte de fournir tout le matériel nécessaire*[19] », répète le ministre sur BFM. Ça va vous rentrer dans le crâne ? On est archiprêts !!

Le 4, le 5, le 6… jusqu'au 10 mars : des représentants du personnel hospitalier, de toute la France, sur toutes les chaînes de télé, et tout rouges, exigent des masques.

Le 10 mars : « *Ils auront des masques FFP2, c'est-à-dire des masques à haut niveau de technicité, qui leur seront donnés.* » Dans quel délai ? lui demande la journaliste d'Europe 1. « *C'est immédiat*[20] *!* » répond Olivier Véran.

Le 16, un médecin du Val-d'Oise pendant le JT de TF1, là où sont recensés les premiers cas, parle des masques : « *Notre stock va se finir d'ici trois jours*[21]. » Bernard Huynh, porte-parole de la Fédération des médecins de France, en remet une couche, dans la foulée : « *On a besoin, pour les libéraux, en France, d'au moins 1 million de masques par jour*[22]. »

Le 16 mars toujours : « *Nous serons là. Nous leur devons des masques, du gel, tout le matériel nécessaire et nous y veillons, et y veillerons. Des masques seront livrés dans les pharmacies dès demain soir. Dans les 25 départements les plus touchés. Mercredi, pour le reste du territoire national*[23]. » Cette fois, c'est juré-craché ! C'est le Président lui-même qui le dit, pendant son allocution.

Mercredi 18 mars, comment dire… : « *Dans certains services, le personnel de santé n'a pas les moyens de se protéger. Mais où sont donc ces masques*[24] *?* », ose Gilles Bouleau, le très pondéré présentateur du JT de TF1.

19 mars, on sent une petite pointe d'agacement chez les médecins de l'AP-HP. Par dizaines, à la télé, dans la presse écrite. À la radio, sur le mode : « Mais où sont les masques ? » C'est tout juste s'ils n'ajoutent pas un juron à la fin de leur question.

Le 20 mars : « *Je vous annonce ce matin que je procède à un nouveau déstockage de masques*[25] », déclare Olivier Véran à Jean-Jacques Bourdin sur BFM. « *Combien* ? » lui demande le présentateur.

« *Combien ?* » répète-t-il, comme citant un extrait de *La vérité si je mens*. « *Plusieurs millions de masques* », répond le ministre. Combien exactement ? j'ai à mon tour envie de demander mais, du fond de ma salle de bains, pas sûr que le ministre m'entende.

Le 20 mars, plus tard, à l'Assemblée : « *Nous étions un pays, hélas, qui n'était pas préparé, du point de vue des masques et des équipements de protection*[26] », lâche Olivier Véran à l'Assemblée nationale. Ah bon ? Mais, sur France Inter, il y a un mois, on n'était pas sur le credo : « *La France est prête ! Et elle est prête parce que nous avons un système de santé extrêmement solide*[27] » ?

Oui, Olivier Véran savait qu'on était en pénurie de masques. Il aurait dû dire la vérité aux soignants, à tous les Français. Et lui non plus, comme les autres, n'a rien fait.

20 mars : porter un masque, pour les Français, « *ça peut même être contre-productif*[28] », tente Sibeth Ndiaye en conférence de presse. Voilà pourquoi les Français n'en porteront pas. Pour les protéger !

25 mars : « *Le Président ne porte pas de masque, parce qu'il n'y en a pas besoin, lorsqu'on respecte la distance de protection*[29] », martèle à nouveau la porte-parole du gouvernement au point presse, dans la journée.

Quelques heures plus tard, Emmanuel Macron visite l'hôpital de campagne de Mulhouse, un masque sur le museau. Et un FFP2, s'il vous plaît. Celui que les soignants réclament à cor et à cri pour les expositions rapprochées aux sécrétions des malades. Celui qui est étanche aux virus, des deux côtés. On n'avait pas dit que tous les masques FFP2 devaient aller aux soignants ? Apparemment, il y a eu un changement d'avis ! Seuls les masques chirurgicaux sont recommandés pour la population, les employés exposés et même pour les soignants, en dehors des gestes de soins à risque. De nouveau, le Président ne donne pas l'exemple.

Oui, Sibeth Ndiaye savait que tous les Français devaient porter des masques, à commencer, évidemment, par le président de la République.

Dès le 5 septembre 2016, Jérôme Salomon disait au candidat Macron que les hôpitaux auraient le plus grand mal à gérer un afflux de victimes important. Devenu Président, celui-ci n'aurait-il pas pu redresser la barre ? Équiper les soignants ? Faire un diagnostic précis des stocks disponibles ?

S'il avait été sourd aux recommandations de son directeur général de la Santé, n'avait-il pas entendu parler des onze mois de manifestations du personnel hospitalier ? Pas su qu'ils battaient le pavé pour réclamer des moyens supplémentaires ? Pas su non plus la démission de 1 000 chefs de service de l'hôpital public (geste inédit consistant à renoncer à toutes leurs fonctions administratives sans sacrifier les soins aux malades), parce que « le gouvernement, pour le moment, ne nous entend pas », avaient-ils dit ?

Oui, le président de la République savait que les hôpitaux français n'étaient pas armés pour faire face à un afflux de patients. Mais quelles conclusions en a-t-il tirées ?

Je le dis ici : devant la férocité du virus qui nous est tombé dessus, devant sa fulgurance à infecter le monde entier, je pose une seconde ma blouse d'infectiologue et j'avoue que je ne sais pas ce que j'aurais fait à la place du gouvernement. Aurais-je pris toutes les bonnes décisions ? Par prudence, je préfère dire que je n'en sais rien. Mais ce que je sais en revanche, c'est ce que j'aurais fait face à l'épidémie, et devant le constat des pénuries généralisées, j'aurais activé en urgence procédures et marchés pour effectuer des commandes de tout, dans tous les sens. Et j'aurais réfléchi après, avec mes collègues et les responsables de l'administration, pour construire le plan de bataille. Et ce que je sais surtout, c'est que je n'aurais pas menti aux Français.

Six cents médecins ont saisi la justice pour « mensonge d'État ». Nous verrons alors si Cicéron avait raison : « Celui qui a l'habitude du mensonge a aussi celle du parjure. »

SCANDALE 8

Y a-t-il un pilote dans l'avion France ?

L'impression que j'ai eue, tout au long de la crise, était, comme le disait le Président, que nous étions en guerre. Mais l'autre sentiment qui me traversait aussi était que les généraux étaient souvent aux abonnés absents. Un ponte de l'AP-HP, resté anonyme, a même déclaré dans *Le Canard enchaîné* du 25 mars : « *Macron dit que c'est la guerre, mais il a nommé le général Gamelin, très bien sur le papier, mais inadapté au terrain*[1]. » Pour mémoire, Gamelin était le général en chef responsable de la débâcle de 1940.

En temps de guerre, les décisions médicales doivent s'adapter, pour éviter la catastrophe. Il faut savoir décider rapidement en tenant compte des retours de médecins pragmatiques sur le terrain et ne pas tomber dans la dictature de méthodologistes incapables de faire preuve de flexibilité. Or, les « chefs de guerre » qu'on nous a servis ont été plongés dans l'inertie la plus totale. Pendant des mois.

Pendant toute cette période, une des actions importantes du gouvernement – la principale ? – a été la longue litanie quotidienne, à l'heure de l'apéro, du Pr Jérôme Salomon, notre directeur général de la Santé, tout de noir vêtu, qui annonçait à tous les Français le nombre de victimes du jour. Au moins les confinés peuvent-ils bénéficier chaque soir, à domicile, d'un cours de langue des signes.

Pendant les longues semaines de gestion de cette épidémie depuis le début de l'année, je me suis demandé s'il y avait un pilote dans l'avion. Oui, nous avions une pilote chevronnée et même visionnaire, Agnès Buzyn, puisqu'elle avait compris avant tout le monde, dès décembre 2019, que nous courions à la catastrophe. Elle avait aperçu de loin la vague du tsunami.

La ministre a donc attendu. Et sa dernière mesure, magnifique d'héroïsme, a été d'activer son siège éjectable avant le crash ! Quand, ayant atterri en douceur avec son parachute sur la place de l'Hôtel-de-Ville, elle a décidé de se présenter aux élections municipales à Paris, et s'est alors prise pour Henri IV : « Paris vaut bien une messe. » C'était la belle époque, avant le confinement, où il y avait encore des messes.

Fort heureusement, nous avons un nouveau ministre et là, j'ai l'impression d'être sur le *Titanic*. L'officier des transmissions lui apporte sans arrêt des télégrammes l'alertant qu'on risque d'aller droit sur un iceberg, et Olivier Véran ordonne de continuer comme si de rien n'était. Il y avait donc bien un homme au gouvernail, mais on ne peut pas dire qu'il ait donné les bonnes instructions…

Beaucoup de gens, au cours de la crise du coronavirus, semblaient également perdus, ne parvenant pas à comprendre ce que les ministres leur demandaient de faire. Ou de ne pas faire. Ça n'a jamais été mon cas. Je ne vois d'ailleurs, maintenant, toujours pas ce qu'il y avait de si compliqué à comprendre dans la communication gouvernementale.

IL Y A UNE ÉPIDÉMIE OU PAS ?

Il n'y a pas d'épidémie !

Le 2 mars, Sibeth Ndiaye, porte-parole du gouvernement, le dit sur France Info : « *À ce stade, il n'y a pas d'épidémie au sens médical du terme*[2]. »

Il y a une épidémie !

Le 2 mars, un peu plus tard dans la journée, l'Élysée annonce qu'Emmanuel Macron annule ses déplacements pour cause… d'épidémie : «*Compte tenu de l'évolution de la crise du coronavirus, le Président a décidé de modifier son agenda cette semaine afin de se concentrer pleinement sur le suivi de la gestion de la crise*[3]. »

Il n'y a pas d'épidémie !

Le lendemain, 3 mars, Olivier Véran annonce que «*nous ne sommes pas en épidémie, nous faisons face à une menace épidémique qui se rapproche*[4] » chez Bourdin. Totalement différent !

ON SE RASSEMBLE OU PAS ?

On se rassemble !

Le 26 février, le match Olympique lyonnais/Juventus de Turin se tient à Lyon. 3 000 supporters débarquent d'Italie. Au moment où l'Italie devient le pays d'Europe le plus contaminé au coronavirus (12 morts et 400 cas confirmés selon l'OMS).

On ne se rassemble pas !

Le 29 février, à l'issue d'un conseil des ministres exceptionnel, le gouvernement demande l'annulation de tous les événements de plus de 5 000 personnes en milieu confiné.

On se rassemble !

Le 11 mars, le match PSG/Dortmund se tient au Parc des Princes. Huis clos décrété pour ce match, mais les 3 000 supporters parisiens sont autorisés à se rendre aux abords du Parc des Princes pour soutenir leur équipe. Surprise au coup de sifflet final : les joueurs viennent à leur rencontre pour les remercier.

On ne se rassemble pas !

Le 14 mars, Édouard Philippe annonce la fermeture de tous les lieux publics « non indispensables », les bars, restaurants, cafés, cinémas, discothèques… à partir de samedi minuit.

Le 23 mars, le Premier ministre annonce la fermeture totale des marchés en France.

On se rassemble !

Le 15 mars, les 66 millions de Français sont invités à se rendre dans leurs bureaux de vote pour les élections municipales.

IL Y A ÉCOLE OU PAS ?

Il n'y a pas école !

Le 15 mars, au micro de France Info, le ministre de l'Éducation nationale déclare que seuls les personnels qui le souhaitent peuvent se rendre dans les établissements scolaires et qu'il n'y aura pas de retenue de salaire si l'on ne s'y rend pas. Comme ils disent ne pas vouloir aller travailler mais opter pour les classes virtuelles, ça semble réglé.

Il y a école !

Le 15 mars toujours, un peu plus tard, Jean-Michel Blanquer demande aux chefs d'établissement et directeurs d'assurer une permanence administrative et pédagogique. Il demande aussi aux personnels de se rendre dans les écoles pour organiser la continuité pédagogique. Il entend imposer la présence d'« *une moyenne de la moitié des personnels en permanence*[5] » dans les établissements.

L'école reprend le 4 mai !

Le 22 mars, « *tributaire de l'évolution de l'épidémie* » de coronavirus, le ministère de l'Éducation nationale n'envisage pas de rouvrir ses établissements scolaires avant le 4 mai. « *C'est le scénario privilégié*[6] », annonce Jean-Michel Blanquer dans les colonnes du *Parisien*.

L'école ne reprend pas le 4 mai !

Le 13 avril, dans son allocution, Emmanuel Macron dit : « *À partir du 11 mai, nous rouvrirons progressivement les crèches, les écoles, les collèges et les lycées*[7]. »

ÇA VA, CÔTÉ HÔPITAL, OU PAS ?

Ça va !

Le 3 mars, sur BFM, le ministre de la Santé Olivier Véran déclare au matin : « *Les hôpitaux français sont toujours prêts. Nous avons un hôpital, qui est un bijou ! Un bijou*[8] *!* »

Ça ne va pas du tout !

Le 3 mars aussi : « *On n'est pas prêts, pas du tout*[9] *!* » dit le secrétaire général de la CGT à l'hôpital de la Pitié-Salpêtrière au journal télévisé. D'autres disent pareil, sur pléthore de chaînes d'info.

Le 12 mars, c'est la professeure Anne-Claude Crémieux, spécialiste des maladies infectieuses à l'hôpital Saint-Louis, qui déclare sur le plateau de « C dans l'air » : « *Il ne s'agit plus de se demander si ce qui se produit en Italie va arriver chez nous, mais quand* », ajoutant : « *Il faut arrêter de dire qu'ailleurs le système administratif ou de santé est différent. Ce qui est arrivé aux autres va nous arriver*[10]. »

ON VA BOSSER OU PAS ?

On ne va pas bosser !

Le 17 mars, le ministre de l'Intérieur Christophe Castaner déclare, en conférence de presse :

« *La règle générale est claire et simple : restez chez vous ! C'est ainsi que vous pourrez aider à stopper la propagation du virus. C'est ainsi que vous pourrez venir en aide à nos personnels soignants et à notre système de santé*[11]. »

Le 17 mars encore, invité du JT de 20 heures sur France 2, Édouard Philippe martèle : « *Nous demandons fermement aux Français de rester chez eux*[12]. »

On va bosser !

Le 19 mars sur LCI, Muriel Pénicaud, la ministre du Travail, se dit « *scandalisée* », citant l'exemple de la CAPEB, le syndicat des artisans du bâtiment, qui « *dit aux entreprises d'arrêter d'aller bosser*[13] ».

On ne va pas bosser !

Le 20 mars, Jérôme Salomon demande aux Français, lors du rituel point du soir : « *Restez chez vous*[14] ! »

On va bosser !

Le 24 mars, le ministre de l'Agriculture demande aux Français de « *rejoindre la grande armée de l'agriculture française* ». D'aller dans les champs les aider.

ON NATIONALISE OU PAS ?

On nationalise !

Le 12 mars, dans son allocution, le président de la République dit : « *Ce que révèle cette pandémie, c'est qu'il est des biens et des services qui doivent être placés en dehors des lois du marché*[15]. »

Le 18 du même mois, le ministre de l'Économie déclare : « *Aucune entreprise ne doit mettre la clé sous la porte [...]. Nous avons des instruments à notre disposition pour soutenir nos grandes entreprises industrielles, dont certaines ont perdu beaucoup de valeur au cours des derniers jours. Nous pouvons prendre des participations. Nous pouvons recapitaliser. Nous pouvons le cas échéant nationaliser. Nous nous tenons prêts à recourir à tous ces instruments*[16]. »

On ne nationalise pas !

Le 20 mars, la CGT réclame la réactivation et la nationalisation de l'usine Luxfer à Gerzat (Puy-de-Dôme). Elle a été fermée en mai 2019 et est la seule en Europe à fabriquer des bouteilles d'oxygène médical. Les employés exigent un redémarrage immédiat de l'activité afin d'éviter la pénurie et de sauver des vies. Une demande soutenue par une pétition qui récolte plus de 110 000 signatures en une semaine.

ÇA VA, DANS LE SECTEUR ALIMENTAIRE ?

Il n'y aura pas de pénurie alimentaire !

Le 16 mars, « *Pas de problème d'approvisionnement de l'alimentation [...] il n'y a pas et il n'y aura pas de pénurie alimentaire en France face à la propagation du coronavirus*[17] », déclare le ministre de l'Agriculture, Didier Guillaume, sur la chaîne CNews.

Il y aura une pénurie alimentaire !

Le 6 avril, trois organisations mondiales : la FAO, pour l'alimentation, l'OMC pour le commerce et l'OMS pour la santé affirment que le coronavirus va sans doute provoquer une crise alimentaire mondiale. Car selon eux plusieurs facteurs sont en effet en train d'enrayer la machine alimentaire mondiale : les surstocks que font certains États, l'interdiction d'exportation de grands producteurs de blé, la pénurie de main-d'œuvre agricole dans le monde entier ou encore les retards de transport.

Les clients ne paniquent pas !

Le 16 mars, Didier Guillaume, sur CNews, déclare : « *Peut-être que certaines gammes de produits ne seront pas toutes là. Si vous voulez acheter des spaghettis, vous n'aurez peut-être pas toute la gamme de spaghettis, pas toutes les marques, pas toutes les tailles de spaghettis* », mais « *les*

Françaises et les Français pourront s'alimenter sans problème[18] ».

Les clients paniquent !

Le lendemain, le 17, au JT de TF1, sur des images invraisemblables, ce commentaire : « *Des scènes de cohue, des files de chariots prêts à être remplis dès l'ouverture et des bousculades en Seine-Saint-Denis ou dans les Yvelines ce mardi 17 mars. Mardi matin, les clients se sont précipités dans les supermarchés par peur de manquer*[19]. »

Les fournisseurs ne paniquent pas !

18 mars : « *J'invite tous les salariés des entreprises [...] à se rendre sur leurs lieux de travail [...] dans des conditions de sécurité sanitaire maximales*[20] », affirme le ministre de l'Économie et des Finances, Bruno Le Maire, sur BFM Business.

Les fournisseurs paniquent !

18 mars toujours : « *Il commence à y avoir une tension dans un certain nombre de supermarchés, dans un certain nombre de commerces, en matière de salariés*[21] », a constaté le ministre. Les employés sont, en effet, de moins en moins contents d'aller au contact des clients sans masques, gants, gel hydroalcoolique...

Le 8 avril, en conférence de presse, Didier Guillaume dit « *relever des difficultés dans la production, immenses pour le secteur de la pêche qui a perdu 50 % de son activité avec la fermeture des restaurants et l'arrêt des exportations* ». Il note également que « *le secteur des fruits et légumes est confronté à des problèmes de surproduction*[22] ».

ON ENTERRE OU PAS ?

On n'enterre pas !

Le 17 mars, contre-ordre.

Édouard Philippe est invité au JT de France 2. À la question « *Peut-on se rendre à l'enterrement d'un ami décédé ?* », le Premier ministre répond : « *Ce que je vais dire est terrible, mais nous devons dire non. Même dans ces circonstances, nous ne devons pas déroger à la règle*[23]. »

On enterre !

Le 19 mars, le cabinet du ministère de l'Intérieur dit par courriel à Marieclaire.fr, qui relaie, qu'il est possible d'assister aux obsèques d'un proche en cette période de confinement.

Le 23 mars, Édouard Philippe précise que l'enterrement pourra se dérouler avec 20 personnes, les très proches.

Voilà donc les principaux épisodes de la (mauvaise) comédie des ordres et contre-ordres qui nous ont été donnés pendant cette terrible crise. On pourrait bien retrouver toute la joyeuse bande dès l'hiver 2021, pour la prochaine épidémie.

Parce qu'il y en aura une ! Ou peut-être pas… ou peut-être que si… ou pas…

SCANDALE 9

Tout et son contraire ?

Le dimanche 22 mars, le président de la République répond à une interview du *JDD* à propos du coronavirus. Il déclare : « *La vague est là*[1]. » Cinq jours plus tard, le Premier ministre s'exprime dans la cour de Matignon. Il déclare : « *La vague épidémique qui déferle sur la France [...] est une vague extrêmement élevée*[2]. »

« *On est au début d'une crise sanitaire sans précédent*[3] », il me semble que les propos du chef de l'État et du gouvernement sont clairs. À l'image des informations qui nous seront données les jours suivants.

Parce que le Conseil scientifique de l'Élysée, on ne fait pas plus précis !

Quand il parle du confinement : « *Le confinement durera vraisemblablement au moins six semaines à compter de sa mise en place*[4] », et dit également «*considérer nécessaire un renforcement du confinement*», sans en préciser les modalités, le 17 mars, dans son compte rendu.

Quand son président parle de la propagation du virus post-confinement, on est aussi dans la clarté absolue, puisqu'il dit que «*l'épidémie continuera à tourner et ne sera terminée que quand on aura atteint une immunité de groupe*[5]» dans *Le Figaro* du 25 mars. On a envie de demander quand, mais là non plus pas de réponse puisqu'il ajoute qu'un avis sera publié.

Tout est toujours aussi opaque quand il évoque la sortie du confinement, car il dit que «*le Conseil scientifique mis en place pour éclairer la décision publique dans la gestion de la situation sanitaire liée au Covid-19 y réfléchit*[6]», sur France 2, le 18 mars. Imprécis au possible sur cette question, il ne l'est pas moins lors de son audition le 15 avril devant le Sénat, puisqu'il déclare : «*S'il faut retarder de quelques jours parce qu'on n'est pas prêts, il faudra retarder de quelques jours*[7].»

Maintenant qu'on a vu que le Conseil scientifique ne se mouillait pas trop sur le confinement, la date de sortie et la suite, voyons si sur la question du dépistage, au moins, il est plus clair : «*La France fait 8 000 tests par jour, et très rapidement devrait passer à 30 000*[8]», dit Jean-François Delfraissy le 25 mars, dans *Le Figaro*. Je ne sais pas vous, mais moi j'ai bien envie de demander ce qu'il entend par « très rapidement »… Même chose quand il évoque le traitement contre le coronavirus, pour dire qu'il n'y a pas de preuve de « *l'efficacité d'un médicament* », le 9 avril sur Radio Classique. Et rebelote sur la question de l'immunité au virus, où là il avoue carrément être lui aussi en pleine interrogation : « *On se demande si une personne positive au Covid-19 sera ensuite protégée contre ce virus. Finalement nous ne savons pas si ces anticorps forment une protection*[9] », déclare-t-il lors de son audition au Sénat, le 15 avril. Rassurant à souhait !

Le Conseil semble donc ne pas savoir grand-chose, et parfois le dit tel quel. Le 9 avril, quand il évoque l'influence positive ou négative de l'arrivée des beaux jours sur la circulation du virus, le président du Conseil répond sans ambages ne pas savoir si la météo a une influence sur l'épidémie. Voilà qui est dit. Et on est reparti pour un tour quant à la contamination du coronavirus à la mi-mai : « *Nous prévoyons une baisse drastique du nombre de nouvelles contaminations*[10] », dit Jean-François Delfraissy, ajoutant que les chiffres ne sont pas encore consolidés. Il dit cela lors de son audition au Sénat, le 15 avril. Tout ça a de quoi nous rassurer, n'est-ce pas ?

Le CARE, le Comité analyse, recherche et expertise, est lui aussi d'une précision d'orfèvre, comme vous allez le voir.

Quand on le questionne sur le traitement du Pr Raoult : « *Que pensez-vous de l'hydroxychloroquine et des attentes suscitées par ce médicament ?* », Françoise Barré-Sinoussi, sa présidente, répond dans *Le Monde* du 24 mars : « *Pour l'instant, pas grand-chose, j'attends les résultats de l'essai Discovery*[11]. » Plus vague, tu meurs… Et ce n'est pas fini. Sur l'avancée des vaccins contre le coronavirus, le CARE dit ne pas encore pouvoir répondre, car il faut attendre « *les résultats des essais qui ont été lancés*[12] », ajoute Françoise Barré-Sinoussi le 25 mars sur BFM TV.

Voyons maintenant si côté ministre de la Santé, on se mouille un peu plus.

Concernant les équipements pour lutter contre le coronavirus, Olivier Véran déclare, le 24 mars lors des « Questions au gouvernement », que « *virtuellement, factuellement, des commandes pour du matériel de protection sont passées en nombre bien plus important que les 250 millions de masques que j'ai annoncés*[13] ». On a envie de demander ce que signifie « nombre bien plus important », non ? Quand il parle des hausses de salaire des soignants aussi, sûr que lesdits soignants n'ont pas dû trouver leur compte dans ce propos du ministre, prononcé le 14 avril sur RTL : « *La santé est le secteur qui fera l'objet du plus d'attention pour les années à venir*[14]. » Mais si tout ça n'est pas très clair, ça ne l'est pas plus sur les commandes de masques jetables, puisque Olivier Véran dit, le 4 avril, sur le média en ligne Brut, qu'on ne doit pas être loin des 2 milliards de masques en commande, et qu'il continue de passer des commandes. Je ne sais pas pour vous, mais moi j'ai tout de même envie d'avoir un chiffre, là.

Idem quand il parle de la durée possible de prolongement du confinement pour les seniors, pour dire qu'il n'a pas de date, le 14 avril sur RTL. Et puis quand il aborde la question des masques lavables prévus post-confinement, et plus précisément l'endroit où on pourra les trouver : « *Ce seront des masques en tissu qu'on trouvera en mairie par exemple ?* » lui demande-t-on. « *Ce sont des masques qui seront probablement disponibles, on est en train de regarder pour les questions logistiques, les clés de répartition, les modalités d'attribution, et comment se fournir en masques grand public*[15] », commence-t-il par dire, ce qui est déjà très approximatif, mais il ajoute, que « *l'hypothèse de procéder en collectivités locales est effectivement une des hypothèses que le gouvernement envisage.* » C'est ce qu'il répond au micro de RTL, le 14 avril. En clair : aura-t-on des masques lavables ? On l'espère. Où les prendra-t-on ? On verra !

On nous avait chanté le même refrain quant à la durée du confinement, puisque, souvenez-vous, on nous avait dit de peut-être nous préparer «*à ce qu'il dure cinq ou six semaines*», mais que ce n'était «*pas un avis ferme*», juste une estimation «*parmi d'autres*», le 24 mars. Vu que le principe de précaution est visiblement l'apanage du ministre, ne nous étonnons pas que ce soit le cas sur tout sujet durant cette crise.

L'isolement des personnes testées positives au coronavirus ? «*Toutes les possibilités sont à l'étude, nous n'excluons rien*[16]», dit-il sur RTL le 14 avril. Le prix des masques en tissu ? «*Ils seront gratuits ?*» demande le journaliste. «*Écoutez, je n'ai pas la réponse à cette question, j'imagine qu'ils seront donnés à la population, oui*[17]», toujours sur RTL, le 14 avril. Et puis sur le déconfinement, il explique qu'il y a plusieurs possibilités, comme «*un déconfinement général ou par territoires, en fonction des profils épidémiques*». Et puis sur la question de l'immunisation au virus, «*les scientifiques estiment qu'il y aurait 10 % de la population qui présenterait à cette date une immunité face au coronavirus*», mais s'empresse d'ajouter que «*ces chiffres restent des estimations*[18]».

Enfin, sur le sujet des quarantaines à installer post-confinement, il nous achève en disant que «*toutes les possibilités sont à l'étude*[19]». Voilà pour la clarté du ministre de la Santé durant la crise épidémique.

Voyons maintenant si le discours de Sibeth Ndiaye est plus précis.

Quand elle parle du respect du confinement : « *Les choses vont se mettre en place progressivement* », indique la porte-parole du gouvernement. Et d'ajouter : « *Très rapidement ces amendes seront mises en place.* [...] *Elles monteront pour tout le monde dans les jours qui viennent*[20] », dit-elle le 17 mars sur France Info. Donc on ne sait pas ce que veut dire « progressivement ». Et « les jours qui viennent », on a bien envie de lui demander de combien de jours on parle, tout de même.

Pas franchement fluide non plus, quand elle parle du confinement : « *Au-delà des recommandations du Conseil scientifique, dont nous allons évidemment nous inspirer [...] on va compiler les données, regarder les choses, et annoncer notre décision dans les tout prochains jours*[21] », déclare Sibeth Ndiaye le 26 mars sur LCI. Même question : les prochains jours, c'est quand ?

Sur le dossier de l'épidémie, même chose : « *La France met tout en œuvre pour en freiner la progression mais il semble peu probable qu'elle échappe au stade de l'épidémie*[22] », dit la porte-parole du gouvernement suite au conseil des ministres du 4 mars. Mais encore ? a-t-on envie de lui demander.

Comme quand elle évoque, d'ailleurs, le rapatriement des Français de Chine : « *Pouvez-vous nous dire ce matin combien de Français et de quelle manière ils vont être rapatriés de Chine dans les prochains jours ?* […] *Actuellement notre consulat effectue un recensement pour savoir qui doit partir, et donc pouvoir ajuster le dispositif en fonction.* » « *On n'a pas encore de chiffres ?* » demande le journaliste. « *Je n'ai pas encore de chiffres à vous communiquer*[23] », dit-elle à l'antenne de RFI le 28 janvier. Voilà qui, là aussi, fait bien avancer le schmilblick.

Édouard Philippe est-il plus transparent que ses ministres ?

Pas forcément, quand il parle de l'épidémie dans les DOM-TOM, puisqu'il dit le 28 mars en conférence de presse que la capacité en termes de lits de réanimation y sera « *considérablement augmentée*[24] », mais ne donne aucun chiffre.

Même topo quand il aborde le sujet de l'accueil d'étrangers pendant l'épidémie : « *Il va sans dire que si des États voisins* [comme le] *Royaume-Uni restaient trop longtemps sans procéder à ces mesures de confinement, alors nous aurions du mal à accepter sur notre territoire des ressortissants britanniques*[25] », dit-il le 17 mars sur France 2. Moi, du coup, j'ai du mal à comprendre si on va en accepter ou non.

Sur les masques chirurgicaux en France, identique. Il dit qu'il faut « *augmenter nos capacités de production nationale*[26] », le 2 avril sur LCI, sans dire combien on doit produire. Pareil quand il parle de la situation économique post-coronavirus, pour dire : « *Interdire de licencier, je ne crois pas que nous en arrivions là*[27] », le 17 mars dans le JT de France 2. J'ai un peu de mal à comprendre si les entreprises vont pouvoir virer ou non, mais bon !

Du mal à comprendre aussi ce que veut dire, concernant nos stocks de médicaments : « *Nous gérons au mieux les stocks de façon à pouvoir orienter quand c'est nécessaire vers les hôpitaux qui sont sous tension*[28] », le 2 avril sur LCI. A-t-on suffisamment de médocs ? Pas de réponse.

Pas plus à propos du dépistage des personnes âgées post-confinement, puisqu'il explique qu'il va y avoir des décisions prises « *et l'utilisation d'un certain nombre de tests*[29] », le 2 avril dans l'émission spéciale « Le Premier ministre face à la crise », sur LCI et TF1. Ça me donne quand même envie de demander combien de tests il prévoit, pas vous ?

Et puis, pendant que j'y suis, je demanderais bien aussi si la France va fabriquer assez de masques pour équiper tous les Français, parce que « *l'objectif […] c'est d'arriver à une forme d'autonomie nationale en matière de production de masques FFP2, dans les plus brefs délais*[30] ». C'est ce que dit le Premier ministre en séance de « Questions au Sénat » le 15 avril, et cela ne me semble pas très clair.

Pareil quand il s'exprime sur le bac, pour dire que : « *Très probablement, il va falloir organiser les épreuves du bac 2020 d'une façon nouvelle. Soit elles auront lieu en contrôle continu, soit on peut espérer conjuguer à ce contrôle continu une épreuve organisée à la fin du mois de juin*[31]*.* » Je ne suis pas convaincu qu'il y ait une réponse limpide dans ces propos. Si ?

Sur le confinement non plus, tout ça n'était pas transparent : « *La logique du confinement doit prévaloir au moins pour le 15 avril, probablement pour plus longtemps*[32] », disait-il le 2 avril, lors d'une audition parlementaire. Plus longtemps, ça voulait dire combien de temps ?

Même chose sur la question du déconfinement : « *On commence à s'interroger*[33] », explique Édouard Philippe le 2 avril sur TF1 et LCI. Ce qui me donne envie, dans la foulée, de demander quand il commencera à répondre… Ce qu'il tente d'éclaircir le 1er avril à l'Assemblée nationale : il est « *probable* », dit-il, que le déconfinement ne se fasse pas « *en une fois, partout et pour tout le monde* ». Voilà qui est beaucoup plus clair. Mais il ajoute espérer pouvoir présenter une ébauche de stratégie « *dans les jours, les semaines qui viennent*[34] ». Parfait !

Ah, et pour ceux qui se demandent si les impôts vont augmenter après la crise, voilà la réponse du chef de gouvernement : « *Cela ne passera pas, je pense, par une augmentation des impôts*[35] », annonce-t-il le 2 avril sur TF1. Donc en fait il se tâte. On verra !

Le directeur général de la Santé a-t-il le même défaut que ses collègues, à savoir être plus vague que vague ?

Oui, comme en atteste cette phrase, sur le nombre de gens touchés par le Covid-19 : « *Les indicateurs ne permettent pas de suivre le nombre réel de cas puisque beaucoup de cas sont asymptomatiques ou présentent des symptômes très bénins*[36] », dit-il en conférence de presse, le 28 mars.

On est dans le même registre quand il parle de la durée et de la férocité de l'épidémie : « *La crise va être longue, les prochains jours vont être particulièrement difficiles*[37] », déclare-t-il lors de son point face à la presse le 25 mars. Sans dire, bien sûr, ce qu'il entend par « *longue* ». Sur le nombre de décès en Ehpad, il dit le 24 mars en point presse qu'il dira tout dans les prochains jours. Sur le dépistage en Ehpad, il déclare qu'« *il n'y a pas d'objectifs chiffrés de tests en Ehpad*[38] », face à la presse le 8 avril.

Qu'en est-il du président de la République ? Est-il atteint du même syndrome que ses hommes, à savoir l'imprécision aiguë ?

Apparemment oui. Quand il parle des salaires et moyens de l'AP-HP : « *Un plan massif d'investissement et de revalorisation de l'ensemble des carrières sera construit pour notre hôpital*[39] », lors de son allocution à Mulhouse, le 25 mars.

Quand il annonce aussi, sur Twitter, dans la nuit du 26 au 27 mars, avoir eu une « *très bonne discussion avec @realDonaldTrump. Face à la crise du Covid-19, avec d'autres pays, nous préparons pour les prochains jours une nouvelle initiative importante*[40] », sans dire quelle est cette initiative.

Et puis on est bien avancés de savoir que normalement « *à partir du 11 mai seront rouverts progressivement les crèches, les écoles, les collèges et les lycées*[41] », comme il le dit lors de son allocution du 13 avril, sans spécifier ce que signifie « progressivement ».

Heureusement qu'il est plus clair quand il parle des deuxièmes lignes (transporteurs, caissiers, éboueurs…) qui ne sont pas exemptés de travailler pendant le confinement, parce que « *le gouvernement fera le maximum pour apporter toutes les réponses*[42] ». C'est ce qu'il dit à Mulhouse, le 25 mars. Aucune décision donc ? Non. Mais il fait son max pour en donner vite.

Idem sur le sujet des vacances, puisqu'il dit que « *les frontières de la France avec les pays non européens resteront fermées jusqu'à nouvel ordre*[43] ». Sur les tests de dépistage, pas plus de clarté que sur les autres sujets : « *Tout ce qui est produit et peut être produit en France ou en Europe est poussé*[44] », déclare-t-il le 31 mars, lors de la visite d'une usine de masques à Angers. Quand il parle, d'ailleurs, des masques (si on ne veut pas être confinés à vie), on est là aussi dans les suppositions : « *Pour les professions les plus exposées et pour certaines situations comme dans les transports en commun, son usage pourrait devenir systématique*[45] », dit-il le 13 avril.

Je ne peux pas citer le nombre de fois où il a parlé pour ne rien annoncer de clair, net et précis, mais voici encore deux exemples, pour en finir, symptomatiques :

Quand le Président s'exprime sur les médicaments, il dit : « *Notre stratégie est simple, nous passons massivement des commandes*[46] » le 31 mars à Angers.

Enfin, quand il parle de… on ne sait pas trop, il dit : « *Dans les prochaines semaines, avec toutes les composantes de notre nation, je tâcherai de dessiner [le] chemin*[47]. » Si quelqu'un a saisi ce que ça voulait dire, qu'il me le fasse savoir.

Vous l'aurez compris, le Président et son gouvernement ont donné tout son sens au mot « approximation » pendant la crise du Covid-19. Ce qui me fait m'interroger sur la future élection présidentielle. Si on me demandait pour qui j'irai voter, je dirais « Je ne sais pas », « Personne n'a la réponse aujourd'hui », « Il faut attendre », « Il faut évaluer diverses hypothèses »…

SCANDALE 10

La destruction de l'hôpital public programmée…

Mais il y a pire : depuis plus de vingt ans, tous les gouvernements dézinguent l'hôpital public par des coupes sombres drastiques et un déficit organisé.

En 2009, juste avant l'adoption de la loi Bachelot HPST (Hôpital, patients, santé, territoire), « la loi scélérate », comme l'appellent tous les médecins, j'étais en tête de la manif à Montparnasse.

Lors de cette manif historique, les professeurs de médecine et la CGT unis dans le combat, ça a fait peur aux autorités. Sarkozy a alors promis aux médecins hospitaliers que, s'ils faisaient plus d'activité, le budget de leur service augmenterait. Et qu'ils auraient plus de personnel infirmier et aide-soignant. Un beau mensonge d'État… Tous les hôpitaux ont augmenté leur activité et la sécu a dit : Stop, on ne peut plus payer. Nous n'avons pas les moyens de financer cette augmentation.

Après la mise en place de la loi HPST, j'ai été chef de pôle. Les pôles sont des regroupements de services définis en « unités de gestion » avec des objectifs de rentabilité, de concurrence avec l'hospitalisation privée. Parmi les directeurs généraux qui se sont succédé à la tête de l'Assistance publique-Hôpitaux de Paris (AP-HP), une directrice venait de chez Danone. Pour le dire rapidement, on avait ordre de gérer l'hospitalisation de nos malades comme la production de pots de yaourt dans un marché concurrentiel.

En tant que chef de pôle, on m'a demandé de suivre une formation de management, réalisée par des profs de HEC, la célèbre école de commerce. J'ai participé à plusieurs sessions avec une vingtaine de chefs de service.

Les profs avaient pour mission de reformater nos cerveaux malades de médecins. Ce n'était pas dit comme ça, mais c'était clairement ça. Il fallait oublier l'art de soigner ou la compassion, vieilles balivernes, mais apprendre la conquête de parts de marché face aux cliniques privées. On nous faisait faire des jeux de rôle, où l'un jouait le directeur de l'hôpital, l'autre le directeur de l'ARS (Agence régionale de santé), l'autre le chef de service mauvais élève.

Chaque service était censé produire des « points d'activité » qui devraient être récompensés par une augmentation du budget. Quand on a expliqué à nos profs que, si on augmentait notre activité, on coûtait trop cher à la sécu, du coup celle-ci, via l'ONDAM (Objectif national de dépenses d'assurance maladie), réduisait automatiquement le prix du point, ils n'en ont pas cru leurs oreilles. Et à la fin de la formation, c'étaient les chefs de service qui apprenaient aux profs de HEC comment fonctionnait l'économie hospitalière post-HPST.

Autre arme pour détruire l'hôpital public : les cliniques privées. Elles choisissent les malades « rentables » avec des pathologies pas trop lourdes et se « débarrassent » de tous les patients trop compliqués, donc « non rentables » sur les hôpitaux publics. Or ces malades coûtent beaucoup plus cher et occupent les lits beaucoup plus longtemps pour un même « prix de séjour » octroyé à l'établissement. La concurrence est donc totalement déloyale. Les gouvernements de droite et de gauche se sont succédé depuis plus de vingt ans et tous ont poursuivi avec ardeur cette démolition de l'hôpital public, masquée sous l'appellation fallacieuse d'« hôpital-entreprise ».

Il faut abroger en urgence la loi HPST, la loi scélérate, et abolir la fameuse T2A (tarification à l'activité) qui a transformé l'hôpital public en hôpital-entreprise, tenu de sacrifier les soins non rentables pour générer des bénéfices. La T2A est une honte d'État. Depuis cette loi, les médecins n'ont plus leur mot à dire dans la gestion de l'hôpital et ils sont tenus d'obéir, sous peine de sanctions, à des directeurs hospitaliers.

Agnès Buzyn, devenue ministre de la Santé, avait déclaré, des trémolos dans la voix, qu'elle allait remettre à plat tout le système et remettre en cause la T2A. Beaucoup de médecins hospitaliers l'ont crue et se sont remis à espérer. Malheureusement, non seulement elle n'a pas annulé cette loi, mais son ministère a poursuivi le massacre à la tronçonneuse de l'hôpital public.

Maintenant qu'on sait que les ministres détruisent activement l'hôpital public, mettons le zoom sur les médecins généralistes. Enfin, leur « élite ». Et voyons comment ils s'allient à l'État pour achever le travail de destruction de l'hôpital.

Très récemment, le Conseil national des généralistes enseignants (CNGE) dont le chef de file, le Pr Pierre-Louis Druais, siège à la Haute Autorité de santé (quelle récompense !) et dans le Conseil scientifique Covid-19 de l'Élysée (quel hasard !), a poursuivi cette politique néfaste envers l'hôpital public, et surtout les centres hospitalo-universitaires. En effet, le CNGE a supprimé du jour au lendemain, sans aucune concertation, les postes d'internes de médecine générale de la plupart des services hospitaliers. Pour ne les mettre que dans les cabinets de médecine générale. Cette décision a mis à genoux de nombreuses équipes hospitalières. Et, plus grave encore, nos futurs généralistes n'ont pratiquement plus de formation ni d'exercice à l'hôpital avant d'être lâchés dans la nature pour s'installer.

Comment un ministre sensé a-t-il pu accepter cette décision ubuesque et très grave pour l'avenir de notre système de soins ? Ce point de vue est largement partagé par les médecins généralistes de terrain, qui ne comprennent plus les décisions absurdes de certaines élites.

Maintenant qu'on a fait l'état des lieux de l'hôpital public d'un point de vue général, regardons comment se sont modifiés les structures et les processus de décision en cas de crise sanitaire...

Pendant ma quinzaine d'années de collaboration étroite avec le ministère de la Santé pour la gestion des maladies infectieuses, j'ai vu un changement grave s'opérer lors de la transformation du Conseil supérieur d'hygiène publique de France (CSHPF) en Haut Conseil de la santé publique (HCSP). Avant, il y avait des dizaines de médecins de santé publique, qui travaillaient au sein de la Direction générale de la Santé (DGS). Ces médecins connaissaient tous les acteurs de terrain en France, notamment les spécialistes des différentes maladies.

Sur le long terme, pour la gestion à froid de certaines infections, mais surtout en cas de crise, ces médecins pouvaient se répartir la tâche et former, chacun en un clin d'œil, un groupe d'experts avec qui ils avaient, donc, l'habitude de travailler. Ils pouvaient en un temps record analyser les données scientifiques nationales et internationales et produire des rapports très précis pour le CSHPF, le Conseil supérieur d'hygiène publique de France.

Le CSHPF pouvait alors faire une synthèse en urgence pour le directeur général de la Santé et le ministre. Ce bouillonnement d'experts et cette interaction directe avec les décideurs étaient redoutablement efficaces.

Mais pourquoi maintenir une structure qui marche bien ? Les énarques seraient au chômage technique si on ne les laissait pas réinventer l'eau tiède et tout changer. De « grands » conseillers ont jugé que cette collusion entre experts et décideurs était inacceptable et qu'ils ne devaient plus se fréquenter. On a ainsi transformé le CSHPF en HCSP. Le Conseil a été viré du ministère de la Santé. Les liens avec la DGS ont été rompus.

Surtout on en a profité, économies obligent, pour ne laisser qu'un seul médecin de santé publique pour tout gérer, la routine plus les crises sanitaires. J'avais dénoncé à maintes reprises cette nouvelle organisation censée être plus « indépendante et efficiente ». Mais on ne m'a pas écouté. C'est pour cette raison qu'en février 2016 j'ai refusé de prolonger mon mandat de président de la commission Maladies transmissibles du HCSP.

On s'aperçoit aujourd'hui, dans une situation de crise majeure, que cette réorganisation a été catastrophique. Pour le Covid-19, le HCSP étant loin du ministère et n'interagissant pas directement, le cabinet du ministre et la DGS se sont entourés d'un groupe d'experts qui sont peut-être excellents à titre individuel, mais qui n'ont jamais géré sur le long terme les maladies infectieuses, ni en routine ni en période de crise. Ils n'ont, à part une ou deux exceptions, aucune expérience de la prise de décision d'urgence devant une catastrophe sanitaire. Ils fonctionnent comme si de rien n'était, comme en période normale, en planifiant tranquillement des procédures sur le moyen terme. Procédures qui s'avèrent totalement décalées de la réalité de terrain.

Du temps du CSHPF, le président de la commission Maladies transmissibles rendait ses avis de façon indépendante. Dans le HCSP actuel, c'est son président, qui n'a pas de compétence particulière en maladies infectieuses, qui rend l'avis. Et dans la crise du coronavirus, le résultat serait comique si la situation n'était pas dramatique. Le président du HCSP, Franck Chauvin, professeur de santé publique et membre du Conseil scientifique Covid-19, signe l'avis. Et dans l'avis, qu'est-ce qui est écrit ? Qu'il faut réserver l'hydroxychloroquine aux formes graves de la maladie. Devant le tollé suscité par ce texte chez les médecins et dans la population, le Pr Chauvin déclare quelques jours plus tard au *Canard enchaîné* qu'il reconnaît que cet avis est absurde mais qu'il a subi des pressions pour le signer. Des pressions ? Lesquelles ? De qui ? On aurait aimé en savoir plus !

J'ai aussi assisté à une autre grande réforme réalisée dans le but de faire des économies. On a, en avril 2016, fusionné l'Institut de veille sanitaire, l'INPES (Institut national de prévention et d'éducation pour la santé) et l'EPRUS (Établissement de préparation et de réponse aux urgences sanitaires) pour en faire une grande agence Santé publique France. L'EPRUS était une petite structure pilotée par un préfet, en lien avec les militaires, très efficiente et chargée de prévoir les risques épidémiques. Lors de la menace de pandémie grippale A(H1-N1), nous avons travaillé étroitement ensemble, ainsi qu'avec la DGS. Tout était anticipé, notamment la gestion des stocks de masques. On s'aperçoit qu'une fois noyée dans Santé publique France, cette spécificité de l'EPRUS s'est perdue et que cette gestion du risque sanitaire a été abandonnée.

Zoomons encore un peu plus, pour parler de l'infectiologie en France, là aussi laminée par l'État.

Avant l'épidémie de sida, les services de maladies infectieuses et tropicales étaient rares et les autorités voulaient les fermer, car des énarques et des intellectuels de la santé publique, conseillers de nos gouvernants, disaient que les maladies infectieuses étaient dignes du Moyen Âge. Et qu'elles allaient disparaître grâce à l'hygiène, aux vaccins et aux antibiotiques.

Puis il y a eu, patatras, la pandémie de VIH. Et depuis les épidémies se sont succédé, notamment l'épidémie d'hépatite C. Mais pour les autorités et pour les crédits de recherche, l'infectiologie vue par les « hautes sphères » était limitée au sida et aux hépatites virales. L'hépatite B étant en voie de disparition grâce au vaccin, il n'est plus resté que l'hépatite C, elle-même en voie de disparition grâce aux nouveaux traitements antiviraux permettant l'éradication du virus.

Ce qui est surprenant, c'est que ce soit l'Agence nationale de recherche sur le sida et les hépatites virales (ANRS), longtemps dirigée par le Pr Jean-François Delfraissy, qui soit chargée par le ministère et l'Inserm de piloter tous les sujets d'infectiologie qui ne sont pas, a priori, de son ressort. Ainsi le Pr Delfraissy se trouve parachuté président du Conseil scientifique officiel Covid-19.

Pendant quinze ans, j'ai présidé la commission Maladies transmissibles du Conseil supérieur d'hygiène publique de France, devenu en 2004 le Haut Conseil de la santé publique. À ce titre, j'ai travaillé étroitement avec la Direction générale de la Santé (DGS) et les cabinets de divers ministres de la Santé. Nous avons géré ensemble de nombreuses épidémies.

Dès qu'il y a une épidémie, c'est panique au ministère, les microbes font très peur aux ministres, car un microbe en phase épidémique est souvent imprévisible. Mais dès que l'épidémie est passée, on oublie tout et le nouvel énarque du nouveau cabinet ministériel va repartir dans le trip « les maladies infectieuses, on n'en a pas besoin ». Et on rabote à nouveau les moyens.

Je me suis égosillé pendant des années à expliquer aux différents interlocuteurs du ministère que les maladies infectieuses étaient imprévisibles. Que, de fait, il fallait planifier sur le long terme une activité à géométrie variable, en fonction du contexte.

En période normale, je le dis, la taille des services peut être réduite. Mais il faut, en ce cas, prévoir l'ouverture de chambres d'hospitalisation supplémentaires en cas de crise. Qui dit chambres dit aussi personnel soignant capable d'y accueillir des malades supplémentaires, évidemment !

Chaque année, dans tous les services de pédiatrie de France, c'est le même scénario lors de la vague épidémique annuelle de VRS (virus respiratoire syncytial) responsable de la bronchiolite du nourrisson et de la vague de diarrhées à rotavirus du nourrisson. Les hivers où les deux pics épidémiques tombent en même temps, c'est le cauchemar dans les urgences pédiatriques qui ne savent plus où donner de la tête par manque de lits. Le comble, c'est qu'on entasse tous les gamins en attendant de trouver une solution et qu'ainsi ceux qui viennent avec le VRS ont une bonne chance d'attraper le rotavirus, et vice versa.

On observe le même phénomène dans les services de maladies infectieuses pour adultes. Certaines années, l'épidémie de grippe, c'est tranquillou. Mais, d'autres années, sans que l'on puisse le prévoir, c'est la cata. Le vaccin grippal, c'est comme le beaujolais nouveau, il est différent chaque année afin de suivre l'évolution des virus mutés qui circulent. Ainsi les années où des mutants outsiders du virus circulent, ils n'étaient pas prévus dans la composition du vaccin grippal qui vient de sortir ! Il en résulte une baisse d'efficacité du vaccin responsable d'une vague épidémique beaucoup plus élevée. Ces années-là, on ne sait plus où caser les malades qui contaminent beaucoup de personnes dans les hôpitaux.

J'ai piloté, avec l'aide de quelques collègues, un lobbying actif auprès de nombreux cabinets ministériels pour qu'en France l'infectiologie soit reconnue comme une spécialité à part entière. Il a fallu dix ans de combat acharné pour obtenir gain de cause.

Autre combat mené à Garches, et pas des moindres, dans la gestion des épidémies :

Devant les risques récurrents, depuis une vingtaine d'années, j'avais avec mes collaborateurs contribué au plan blanc de l'hôpital de Garches pour prévoir des ailes d'hospitalisation dédiées et isolées en cas de crise épidémique. Nous avons assuré des exercices grandeur nature avec tout le personnel et le SAMU des Hauts-de-Seine basé dans l'hôpital. Nous avions prévu, en cas de pandémie majeure, de consacrer un bâtiment entier pour les malades infectés. Je ne pensais pas que ce scénario allait se réaliser un jour, mais en 2020 je suis ravi de l'avoir anticipé. Car l'hôpital de Garches a des atouts considérables : situé en dehors de Paris, entouré de murs, facile à sécuriser, à deux pas de l'autoroute, doté d'une hélistation, d'un SAMU, d'une réanimation pour adultes et d'une réanimation pédiatrique, toutes deux de grande capacité, il est constitué de grands pavillons facilement isolables.

L'hôpital avait été audité par un groupe d'experts européens spécialisés dans la surveillance des structures hospitalières d'isolement, qui avaient salué notre mode d'organisation. Le ministère de la Santé avait envisagé d'en faire un centre de référence pour le risque épidémique avec équipement de chambres d'isolement à pression négative. La DRASS (l'ARS n'existait pas encore) avait effectué des visites de repérage. Mais le siège de l'AP-HP a préféré privilégier des hôpitaux parisiens intra-muros.

Travaillant comme chef de service depuis 1994 à l'hôpital universitaire Raymond-Poincaré de Garches, fleuron de l'hôpital français, j'ai vécu avec stupéfaction et dégoût le démantèlement organisé de ce qui marche.

Voici un bel exemple du mépris de l'État, à l'égard des plus faibles :

L'hôpital Raymond-Poincaré de Garches, dans lequel je dirige un service, est reconnu sur le plan national et international comme un établissement exemplaire pour la prise en charge des personnes atteintes de handicap sévère. Quand je présidais le comité consultatif médical de Raymond-Poincaré, il y avait un projet très avancé, déjà financé, au moins sur le papier, de reconstruire un nouvel hôpital moderne sur place, entièrement conçu pour la prise en charge optimale des personnes handicapées motrices. Cette prise en charge nécessitant des compétences de médecine, d'infectiologie (car les personnes en situation de handicap souffrent de beaucoup de complications infectieuses, urinaires, pulmonaires, ostéo-articulaires, et de surinfection d'escarres). Elle nécessite aussi des compétences de chirurgie orthopédique et de chirurgie du handicap (correction de déformations osseuses, chirurgie des escarres qui ne guérissent pas, etc.). Cette prise en charge exige aussi des réanimations spécialisées pour les adultes, mais aussi pour les enfants.

Notre projet de reconstruction était à l'époque classé premier à l'Assistance publique-Hôpitaux de Paris. Les plans d'architecte étaient prêts et les travaux avaient commencé. J'ai vu défiler des candidats à l'élection présidentielle, des épouses de présidents de la République, des ministres de la Santé qui tous venaient annoncer, en présence des familles de handicapés, avec un discours plein d'émotion déguisée et de pseudo-compassion, que le gouvernement faisait tout pour accompagner la prise en charge des handicapés, ces chers concitoyens si fragiles.

Tout ça n'a été que du bla-bla. On a mis brutalement un terme au projet et donné le budget alloué au « nouvel hôpital du handicap à Garches » au nouvel hôpital Necker. Depuis, les handicapés suivis à Garches croupissent dans des locaux vétustes, souvent sans cabinet de toilette accessible. La chirurgie a été démantelée.

Les kinésithérapeutes sont en voie de disparition. Bel exemple de l'État protecteur des plus faibles.

Autre démolition voulue par l'exécutif : l'éthique des médecins…

Des experts canadiens ont lancé il y a longtemps le concept de « médecine factuelle » aussi appelée « médecine basée sur les preuves » (« *evidence based medecine* »). Pour un médecin, la décision thérapeutique doit reposer sur trois éléments.

Tout d'abord l'évidence scientifique des publications. Si les données publiées sont solides, cet élément de décision est primordial. Malheureusement, il existe de nombreuses situations en médecine où les données publiées sont inexistantes ou de mauvaise qualité. Dans ce cas, cet élément de décision perd beaucoup de son intérêt.

Le deuxième élément, c'est l'expérience du médecin, toujours importante et qui, en situation de faiblesse des données scientifiques publiées, devient primordiale. Il faut toujours tenir compte des témoignages des médecins et de leurs retours d'expérience.

Enfin le troisième élément, sur lequel se fonde la décision médicale, est le choix du malade Un médecin digne de ce nom, respectant le serment d'Hippocrate, doit expliquer à son patient les forces ou faiblesses des publications scientifiques, lui parler de son expérience et de celle de ses confrères. Ensuite, il doit lui exposer, avec rigueur et honnêteté, les différentes solutions proposées. En dernier ressort, c'est au malade de décider quel traitement il va prendre.

Dans l'art d'exercice de la médecine, l'éthique, la déontologie, est cruciale. Quand je suis face à un patient et que le choix de la prise en charge est délicat, je me dis toujours : « Et si c'était pour moi ou ma famille, que ferais-je ? » Cela m'a toujours guidé.

La loi Bertrand, par exemple, veut empêcher les médecins de prescrire les médicaments en dehors des AMM (autorisation de mise sur le marché). C'est une atteinte directe à la liberté de prescription des médecins, pourtant inscrite dans le Code de déontologie. Or dans la pratique de tous les jours, surtout à l'hôpital, la prescription hors AMM est très fréquente et peut atteindre 80 % à 100 % des prescriptions dans certains domaines.

Autre illustration des demandes folles faites aux médecins aujourd'hui, concernant l'éthique :

Le 19 mars dernier, Emmanuel Hirsch, professeur d'éthique médicale à l'université Paris-Saclay, écrit dans une lettre, publiée dans Mediapart : « *La hiérarchisation des choix doit être faite selon des protocoles. Cela permet de neutraliser la responsabilité : le soignant a ainsi moins le sentiment d'assumer personnellement une décision à impact vital.* » Phrase écrite en pleine crise de coronavirus, je le rappelle.

Avec des collègues, nous décidons de lui répondre. Je ne vais pas retranscrire ici toute la lettre, juste dire que nous nous sommes radicalement opposés à sa proposition. Et dit que nous voulions « *assumer notre responsabilité de traiter chaque malade qui nous accorde sa confiance au mieux des connaissances médicales les plus récentes* ». Nous avons ajouté qu'« *aucun médecin ne peut accepter de traiter un patient qui lui accorde sa confiance selon des normes étrangères à sa seule conscience. De même il n'est pas possible de nous interdire l'utilisation de médicaments potentiellement efficaces dans un contexte d'urgence absolue* ». La lettre s'achève en lui disant, enfin, qu'à nos yeux « *la responsabilité médicale est assurée par le médecin, elle ne se délègue pas* ».

De fait, cela me permet d'ajouter que l'étude officielle Discovery n'est pas acceptable. Il est parfaitement immoral de tirer au sort les patients qui recevront ou non un traitement possiblement efficace, quand ils n'ont que quelques jours à vivre.

Lorsque les premiers malades atteints de Covid-19 sont arrivés à Garches, nous avons assez rapidement décidé, avec mon équipe, d'utiliser l'association hydroxychloroquine-azithromycine pour les malades atteints de formes moyennement sévères. C'est alors que la pharmacie de l'hôpital a reçu un courriel de l'AGEPS (Agence générale des équipements et produits de santé, ex-Pharmacie centrale des hôpitaux) pour dire qu'il n'était plus possible d'obtenir de l'hydroxychloroquine, car les armoires avaient été vidées par des internes en pharmacie, sur ordre de leurs chefs. J'étais très en colère de constater cette pénurie et je l'ai exprimé lors d'une émission télévisée.

L'AP-HP a immédiatement réagi par un communiqué disant que c'était de l'intox, et que les stocks étaient bien sécurisés. J'ai alors reçu un coup de fil d'un journaliste de *Libération* qui m'accusait de colporter de fausses informations. Je me suis fait un plaisir de lui transférer le courriel de l'AGEPS qu'il a eu l'honnêteté de publier.

Mon collègue, chef de service de la réanimation, a de son côté passé un coup de fil sur un ton ferme à un directeur adjoint de l'AP-HP. Grâce à ces deux coups de gueule, un carton d'hydroxychloroquine a été livré à l'hôpital de Garches. Le médicament a, depuis, toujours été délivré avec parcimonie, avec juste de quoi traiter les malades hospitalisés. Sauf qu'on a abandonné les nombreux malades ambulatoires qui venaient nous voir en consultation. À qui nous ne pouvions donner une seule boîte de notre stock, et qui ne pouvaient non plus avoir leur traitement en pharmacie, puisque les officines en étaient également démunies…

Voilà, je mets un point final à mes récriminations contre l'État et consorts. Pour achever sur une note positive.

Durant la crise sanitaire du Covid-19, ce qui a franchement été admirable, en revanche, c'est l'entraide entre soignants. Cette entraide a également été forte entre médecins, y compris venus de l'extérieur, ou d'autres services de mon groupe hospitalier, pour prêter main-forte. Par exemple, le Pr Philippe Douste-Blazy (médecin cardiologue, ancien ministre de la Santé à deux reprises) est venu nous aider à la régulation du SAMU, pour ne citer que lui.

Nous avons également lancé, ensemble et avec d'autres collègues, l'appel de Garches du 3 avril 2020. Cet appel était sous la forme d'une pétition aux Français. Elle demandait d'autoriser la prescription d'hydroxychloroquine par tous les médecins, y compris pour les formes pas trop graves. Le 13 avril, jour du discours de notre Président, plus de 500 000 personnes avaient signé ladite pétition, un record historique. Mais ça n'a pas fait ciller le Président. On attend toujours ! Cela aura décidément été le maître mot de cette politique de Gribouille...

SCANDALE 11

Méchants Français qui accusent leur gentil gouvernement !

« *Évitez l'esprit de panique, de croire dans toutes les fausses rumeurs, les demi-experts ou les faux-sachants*[1] », déclare le président de la République le 16 mars. Le ton est donné : concernant le coronavirus, tout ce qui ne sort pas de la bouche d'un de ses hommes est faux. Point. Ou point-virgule plutôt…

Parce que ne voilà-t-il pas que la parole présidentielle n'est pas écoutée ? Pas même entendue ? Selon un sondage Elabe, 56 % des Français ne font pas confiance à l'exécutif pour gérer la crise. Traduction : plus de la moitié de la France croit « les fausses rumeurs, les demi-experts ou les faux-sachants ». Et le Président n'est pas content. Mais pas content du tout.

Comme il n'a pas que ça à faire, palabrer tous les quatre matins (on est quand même en pleine

« vague » !), il briefe sa porte-parole. Et l'envoie au feu, sur CNews, le 18 mars : « *Je crois que nous avons, avec beaucoup de professionnalisme, de détermination et de gravité, regardé cette crise en face et nous avons pris nos responsabilités.* » Elle rejette, évidemment et catégoriquement, le procès en imprévoyance : « *On ne peut pas laisser dire ça, car lorsqu'on regarde la chronologie des faits, depuis l'alerte qui a été lancée au mois de décembre par le gouvernement chinois, nous avons été, je crois, plutôt en anticipation de ce qui s'est passé*[2]. » Voilà qui est dit ! Elle nous a bien fermé le clapet.

Il est vrai que la grâce a duré quelques heures. Mais c'est reparti pour la contestation. Quoi ? Les parlementaires LR demandent une commission d'enquête à l'automne pour tirer « *toutes les leçons de l'épidémie* » ? Et quoi d'autre ? Plus de 600 médecins portent plainte contre Agnès Buzyn et Édouard Philippe, qu'ils accusent, dans leur gestion de la crise du coronavirus, de « mensonge d'État ». Et ils sont rejoints par 502 000 personnes sur la pétition qu'organise change.org à la vitesse de la lumière ! Non mais ce n'est pas fini de jouer « les Gaulois réfractaires », comme nous appelle notre Président ?

Eh bien non. Le gouvernement va devoir rendre des comptes. Une mission parlementaire est demandée. Elle sera lancée le 1er avril. Du coup ça oblige Sibeth Ndiaye à remonter au créneau : « *On ne peut pas dire qu'il y a un défaut d'anticipation de cette crise, bien au contraire*[3] *!* » clame-t-elle à nouveau sur CNews le 23 mars. Est-ce que cette fois c'est bien rentré dans la tête de tout le monde ?

Penses-tu ! Deux jours après, le Collectif Inter Urgences dépose plainte « contre X », même si X, tout le monde sait que c'est le Xouvernement… Parce que la plainte est « *pour abstention volontaire de prendre les mesures visant à combattre un sinistre* », « *homicide volontaire* », « *mise en danger délibérée de la vie d'autrui* ». Et que le collectif dit saisir la justice « *dans l'objectif d'accélérer la prise de décision du gouvernement pour une livraison urgente de matériel médical* ».

Donc on a commencé par attaquer les ministres pour leur manque de réactivité à la crise, et maintenant on dit qu'ils n'assurent pas non plus du côté de l'intendance ? Allez, cette fois c'est sérieux. On envoie le Premier ministre. Il va te recadrer tout ça vite fait bien fait : « *Je n'ai aucun doute […] qu'il y a quelques mois, il y avait des gens qui disaient : "Vous en faites trop" et d'autres qui disaient "Vous n'en faites pas assez". Je n'ai aucun doute sur le fait que dans quelques mois lorsque, comme je l'espère, comme je le crois, comme je le sais, nous aurons franchi cette étape et nous aurons terrassé ce virus certains diront qu'"il aurait fallu faire autrement". Toutes ces polémiques, toutes ces contestations, je les accepte, je les connais. Je suis le chef du gouvernement*[4] », dit-il dans le JT de France 2, le 17 mars. On est bien mouchés !

Mais puisqu'il s'agit de sauver le gouvernement face aux critiques pourtant bien timides qui commencent à monter, il en remet une couche : « *Ce qui importe là* », « *le seul combat à mener en ce moment* » est « *contre le virus* » et « *faire en sorte que ce combat soit gagné* », loin des « *polémiques*[5] », dit le Premier ministre. Voilà qui devrait calmer les excités… eh bien non !

« *On est des Bisounours là. On est sympas délibérément, pas pour être agréables avec le gouvernement, mais pour ne créer ni panique ni polémique* », déclare Ugo Bernalicis, député de La France insoumise. « *Des munitions, j'en ai pour quand je sortirai la sulfateuse !* », poursuit l'élu qui admet tenir à jour, comme chaque député LFI, son « *petit listing des conneries faites par le gouvernement depuis le début de la crise*[6] », selon le magazine *Gala* du 26 mars. Voilà qui peine assurément l'exécutif. Et lui fait perdre du temps. Alors qu'il n'a pas que ça à faire, chicaner ! Depuis que le coronavirus est là, ça turbine à tous les étages.

« *Aujourd'hui, on travaille matin, midi et soir. La nuit parfois… Le reste, les polémiques, c'est pas le jour et c'est secondaire*[7] », lâche Muriel

Pénicaud sur Radio Classique le 18 mars. C'est clair ! Et c'est vrai aussi, que : « Travailler, c'est trop dur », comme le dit la chanson. « Et voler c'est pas beau », dit encore le refrain. Oui, c'est très vilain, monsieur le ministre de l'Intérieur ! Du coup, je vais faire comme si j'ignorais que vous aviez « réquisitionné », selon vos propres termes, sur l'aéroport de Bâle-Mulhouse, une cargaison de masques en provenance de Chine, destinée à plusieurs collectivités. Mais je salue le fait que vous vous soyez excusé après, en disant que vous auriez « *dû être plus prévenant*[8] ». Avez-vous craint des poursuites des collectivités ?

Comme l'ont fait la trentaine d'assesseurs, de candidats et de militants de droite (LR) de Marseille ? Qui pensent que s'ils ont tous le Covid-19, c'est parce que le gouvernement a maintenu le premier tour des municipales ? Qui pensent, carrément, que les deux maires présents aux municipales sont morts du fait de la négligence de l'État ?

Tout ça commence à chauffer les oreilles du Président. Donc, le 25 mars à Mulhouse, lors de la visite d'une fabrique de masques, il met une fois de plus les points sur les *i* : « *Quand on mène une bataille, on doit être unis pour la gagner. Et je pense que toutes celles et ceux qui cherchent déjà à faire des procès, alors que nous n'avons pas gagné la guerre, sont irresponsables*[9]. »

Pourtant, trois médecins, immédiatement suivis par 1 500 autres, portent plainte «*pour impréparation face à une pandémie qui était prévisible*», comme ils l'affirment. Et cette fois, c'est le ministre de la Santé lui-même qui va prendre le temps de dire que ça suffit ! Il faut arrêter de chercher des poux dans la tête des gouvernants ! «*Je compte sur chacun d'entre vous [...] pour ne pas céder aux sirènes de la polémique et de la division. La situation est bien trop grave*[10] », dit-il en conférence de presse le 21 mars.

Mais ça continue. Trente-trois détenus, d'une douzaine de prisons du sud de la France, poursuivent l'État pour «non-assistance à personne en danger» et dénoncent l'absence de mesures sanitaires dans les prisons. Un réseau d'avocats et de militants porte plainte, aussi. Et est suivi par 159 000 Français sur son site «plaintecovid.fr». Et tout ça oblige encore notre Président à se justifier. Une honte de ne pas respecter l'« unité nationale», comme on nous le serine depuis le début de la crise ! Il a bien raison, Emmanuel Macron, de fustiger « les facteurs de division » et « celles et ceux qui voudraient fracturer le pays». Et de le marteler encore, puisque ça ne veut pas rentrer : «*Lorsqu'on engage une guerre, on s'y engage tout entier, on se mobilise dans l'union*[11] », dit-il le 25 mars à Mulhouse. C'est bon cette fois ? Il peut passer à autre chose ?

Le Président, en vrai chef de guerre, a sûrement convaincu les vilains sceptiques. Or, un sondage révèle, quelques jours après son allocution, que 79 % des Français pensent que l'exécutif a trop tardé à prendre des mesures face à la crise. Qui sont ces mauvais esprits qui empêchent notre beau pays de s'unir dans l'épreuve ? Peut-être que la parole de Gilles Le Gendre fera la différence. Il plaide pour une « *union nationale* » et une « *éthique collective*[12] ». Sauf que sa petite notoriété n'y change rien (c'est le patron des députés « marcheurs »). Et comme il dit ça le 1er avril, ça n'arrange rien…

Du coup, on renvoie au front le ministre de l'Intérieur. Lui, tout le monde sait qui c'est. Et il nous dit, en préambule de son audition par la mission d'information de l'Assemblée nationale : « *Nous sommes face à un ennemi qui met à l'épreuve notre cohésion nationale*[13] », sur un ton qui glace les sangs. Ça y est, on est remis d'équerre.

Si on oublie que Jean-Luc Mélenchon affirme que « *Macron veut confiner la pensée critique*[14] », sur Twitter. Si on ne relève pas que le gouvernement en est à 28 plaintes maintenant… et que ça devrait s'alourdir, selon *Le Parisien*, qui a obtenu ce chiffre auprès de la Cour de justice de la République. La CJR, c'est la seule instance qui juge les actes commis par des membres du gouvernement dans l'exercice de leurs fonctions. Mais il paraîtrait qu'Emmanuel Macron veut « supprimer » la Cour de justice de la République ! Quoi ? Il est absolument faux qu'il veut la suppression de la seule cour qui peut juger des ministres. Enfin ça, si, c'est vrai. Mais pas qu'il le décide pendant la crise du Covid. Il en a parlé en 2018.

Heureusement, ça n'est pas d'actualité. Ce qui l'est en revanche, c'est que ça continue à grogner partout dans les chaumières et sur les réseaux sociaux : l'État ne fait pas son boulot. Dans les rangs de l'opposition, c'est décliné sur tous les tons. Et on est reparti pour un tour ! Le 26 mars, sur LCI, Sibeth déclare : « *C'est très facile de critiquer et de faire en permanence des polémiques sur tout. Moi, je suis au quotidien au front pour essayer d'expliquer aux Français ce qu'on vit en ce moment. Ce n'est pas forcément tous les jours évident*[15]. »

Emmanuel Macron redit : « *Nous n'avons absolument pas ignoré ces signaux. J'ai abordé cette crise avec sérieux et gravité dès le début, lorsqu'elle s'est déclenchée en Chine*[16] », dans une interview aux journaux italiens *Corriere della Serra, La Stampa* et *La Repubblica* le 28 mars.

Richard Ferrand s'agace de « *l'incontinence verbale* » des commentaires, parle de « *la diffusion depréjugés, la propagation de rumeurs, qui alimentent des débats nébuleux, révèlent les symptômes d'une incontinence verbale hautement contagieuse*[17] ».

Sibeth reprend le 26 mars sur LCI : « *Le gouvernement a pris ses responsabilités et ne craint pas de rendre des comptes*[18]. »

Même le doux ministre des Finances, sur BFM le 16 avril, s'en mêle : « *Il n'y a pas de place pour les rivalités politiques, les petits jeux politiques. Honnêtement, ce serait absolument grotesque*[19] *!* »

Le président de la République joue du même violon : « *J'ai un principe simple. Quand on mène une bataille, on doit être unis pour la gagner. Et je pense que toutes celles et ceux qui cherchent déjà à faire des procès, alors que nous n'avons pas gagné la guerre, sont irresponsables*[20] », dit-il lors de la visite d'une usine de masques dans le Maine-et-Loire.

Avec la noblesse d'un empereur romain, il nous rappelle aussi que se défausser de ses responsabilités, ce n'est pas digne d'un grand chef d'État : « *On me fait le procès d'il y a quinze jours, mais moi, sur les stocks [de masques], je ne ferai pas le procès de mes prédécesseurs, même si parfois ce serait plus facile*[21] », assène le chef de l'État dans *Le Point* du 16 avril.

Et voilà qui cloue le bec de l'opposition… mais ouvre celui de… bigre ! Mais ce n'est pas bientôt fini ? de la BCE ! La Banque centrale européenne dégaine un arsenal de mesures face aux conséquences économiques de l'épidémie de coronavirus, mais estime que la réponse doit d'abord venir des gouvernements. Notre Président n'est pas du tout satisfait de cette fin de non-recevoir. Les aides seront-elles suffisantes ? «*Je ne le crois pas*», dit-il. Et le voilà avec un problème de plus !

Je n'irai pas plus loin dans la démonstration que les Français sont ingrats vis-à-vis de leurs dirigeants si avisés. Heureusement, Emmanuel Macron et son gouvernement ont toujours eu, et ce n'est pas rien, l'appui du Conseil scientifique Covid-19. Celui qu'ils ont constitué pour faire face à la pandémie. Et plus précisément l'appui d'un homme. Un homme qui a toujours soutenu les choix de l'Élysée. Jean-François Delfraissy a donné le 12 avril une grande interview dans le journal italien *La Repubblica*. J'ai du mal à croire ce qu'on peut y lire. *Fake news* ? Fatigue ? Mauvaise traduction ? A-t-il vraiment pu dire : «*L'épidémie recommencera à courir. Et nous devrons être prêts, contrairement à ce qui s'est passé la première fois*» ? Il continue à propos des masques : «*Tout Français devrait les avoir et les porter s'il le souhaite. Aujourd'hui, ce n'est pas le cas*[22]*.*»

S'il avait tenu de tels propos, le président du fameux Conseil scientifique pourrait mettre le gouvernement en difficulté. Envoyer quelques responsables, ministres inclus, devant la justice comme le souhaitent aujourd'hui pas mal de Français. Et certains d'entre eux pourraient même être condamnés au pénal…

Notes

Scandale 1. Zut, on est en pénurie de masques !

1. « À partir de 2011, il a été considéré que nous n'avions plus besoin de stock de masques », Sibeth Ndiaye, le 20 mars 2020 sur BFM TV.

2. « Avis relatif à la stratégie à adopter concernant le stock État de masques respiratoires », avis du HCSP (Haut Conseil de la santé publique) daté du 1er juillet 2011.

3. « Dans le même temps, Jérôme Salomon prévient le candidat Macron que la France n'est pas prête à faire face à une urgence sanitaire », MacronLeaks, relayé par Wikileaks puis le journal *L'Opinion*.

4. « Le risque d'importation depuis Wuhan est quasi nul. Le risque de propagation dans la population est très faible », Agnès Buzyn, le 24 janvier 2020, lors du compte rendu du conseil des ministres.

5. « D'ailleurs, nous avons des dizaines de millions de masques en stock », Agnès Buzyn, le 26 janvier 2020, lors d'un point presse.

6. Courrier du 30 janvier 2020 du Pr Jérôme Salomon, directeur général de la Santé. Il est adressé au Pr Geneviève

Chêne, directrice de Santé publique France et future membre du Conseil scientifique de l'Élysée.

7. « Les masques, ce n'est pas nécessaire si l'on n'est pas malade », Sibeth Ndiaye, le 17 mars 2020, lors d'un point presse.

8. « Je pourrais dire : Je suis une ministre, je me mets un masque mais, en fait, je ne sais pas l'utiliser. Parce que l'utilisation d'un masque, ce sont des gestes techniques précis, sinon on se gratte le nez sous le masque, on a du virus sur les mains, on en a une utilisation qui n'est pas bonne et cela peut être contre-productif », Sibeth Ndiaye, le 20 mars 2020 sur BFM TV.

9. « Nous avons assez de masques aujourd'hui pour permettre aux soignants d'être armés face à la maladie et de soigner les malades », Olivier Véran, le 17 mars 2020, sur France Inter.

10. « La réalité, c'est aussi que ces derniers jours, la logistique a été très complexe à gérer », Olivier Véran, le 21 mars 2020, en conférence de presse.

Scandale 2. Oh surprise ! On n'a pas assez de tests non plus…

1. « La réponse est probablement oui […] cela permettrait d'avoir une meilleure idée de ce qui se passe […] ça permettrait de savoir exactement ce qui se passe », Jean-François Delfraissy, le 24 mars 2020 dans le journal télévisé de 20 heures sur TF1.

2. « Nous avons un message simple à tous les pays : testez, testez, testez ! », directeur général de l'OMS, le 16 mars 2020, sur son compte Twitter.

3. « Gaulois réfractaires », Emmanuel Macron devant la reine du Danemark, le 29 août 2018.

4. « J'ai demandé à ce qu'on teste tous les malades en réanimation qui ont des troubles respiratoires ou une fièvre inexpliquée. Et c'est ainsi, d'ailleurs, qu'on a diagnostiqué un certain nombre de cas graves », Olivier Véran, le 9 mars 2020 sur BFM TV.

5. « Je tiens à vous informer que j'ai été testé positif. Je vais bien, le moral est bon. Je suis naturellement toutes les instructions, tout comme mon équipe. Mon message à tous ceux qui sont touchés, ou actuellement isolés : nous nous en sortirons ensemble ! », Michel Barnier, le 19 mars 2020, sur son compte Twitter.

6. « C'est vrai que c'est toujours plus grave pour la troisième classe du *Titanic* que pour ceux qui ont accès aux canots », Raphaël Enthoven, le 25 mars 2020, chez « Zemmour et Naulleau » sur Paris Première.

7. « Tester tous les patients présentant des symptômes conduirait à saturer la filière de dépistage », information actualisée le 21 avril 2020 sur le site du ministère des Solidarités et de la Santé.

8. « Des produits nécessaires pour faire des tests n'arrivent plus en nombre suffisant de Chine ou des États-Unis », Jean-François Delfraissy, mi-mars dans le journal *La Croix*, relayé le 20 mars 2020 par *La Provence, L'Express*. .

9. « Pourquoi y a-t-il une limitation dans les tests ? Je dirais parce qu'il y a une limitation dans les réactifs », Jean-François Delfraissy, dans le JT de TF1 du 24 mars 2020.

10. « Des leaders du marché du diagnostic existent en France. Leurs unités de production doivent être réquisitionnées pour permettre de produire les tests dont nous avons besoin », Observatoire de la transparence dans les politiques du médicament, le 18 mars 2020.

11. « [...] vers des établissements ayant la capacité de réaliser les tests dans les mêmes conditions de biosécurité

(laboratoires de génétique, de recherche, etc.). Des procédures de bonne pratique devraient être mises en place et contrôlées sur l'ensemble du territoire de façon coordonnée », communiqué de l'Académie nationale de médecine le 25 mars 2020.

12. « Nous sommes en guerre », Emmanuel Macron, le 16 mars 2020 lors d'une allocution.

13. « C'est à l'étude [...] nous avons des normes réglementaires à respecter », Édouard Philippe, le 2 avril 2020, relayé par *Le Point* le 3 avril 2020.

14. « La France a déjà passé commande pour 5 millions de tests rapides. » Les tests « arriveront prochainement », Olivier Véran, le 4 avril 2020, lors de sa conférence de presse.

15. « Laboratoires hospitaliers, de ville, départementaux, vétérinaires, de recherche, de gendarmerie, de police. J'entends et salue ceux qui se portent volontaires pour participer à l'effort national de tests #Covid19. Autorisations ce week-end. Mobilisation des ressources dès lundi », Olivier Véran, le 3 avril 2020, sur Twitter.

Scandale 3. Le Conseil scientifique est frappé d'une nouvelle maladie : l'attentisme

1. « Il ne va pas y avoir une épidémie en France, parce qu'on est justement préparés », Yazdan Yazdanpanah, le 21 janvier 2020 sur France 5.

2. « Les modèles suggèrent que cela peut être suffisant pour endiguer la première vague de l'épidémie », Simon Cauchemez, relayé dans les colonnes du journal *Le Monde*, le 15 mars 2020.

3. « Le plan français contre les pandémies est considéré par l'Organisation mondiale de la santé comme le meilleur. Aujourd'hui, on arrive à s'appuyer sur cet outil », Bruno Lina le 20 mars 2020, dans le journal *La Provence.*

4. « La Chine a communiqué la séquence génétique du nouveau coronavirus. Ceci est essentiel pour que d'autres pays puissent mettre au point des kits de diagnostic spécifiques », site internet de l'OMS, le 12 janvier 2020.

5. « Si les pays détectent, dépistent, traitent, isolent, retracent les cas », on évitera « une transmission communautaire », OMS, relayé par le journal *Libération* le 12 mars 2020.

6. L'OMS se dit « reconnaissante envers l'Iran, la Corée ou encore l'Italie pour les mesures prises », relayé par le journal *Libération*, le 12 mars 2020.

7. « Ça mériterait d'être mis sur la table », Jean-François Delfraissy, le 11 mars 2020 sur France Inter.

8. « Le Conseil scientifique mis en place pour éclairer la décision publique dans la gestion de la situation sanitaire liée au Covid-19 y réfléchit », Jean-François Delfraissy, le 18 mars 2020, dans le JT de France 2.

9. « Il reste beaucoup d'inconnues scientifiques et de questions sociétales posées », Jean-François Delfraissy, le 18 mars 2020 dans le JT de France 2.

10. « Nous allons communiquer très prochainement sur la question », Jean-François Delfraissy, le 25 mars 2020 dans *Le Figaro*.

11. « Comment protéger les personnes âgées et les plus vulnérables ? », « Je ne peux pas aller trop loin sur le sujet [...] nous communiquerons très prochainement », Jean-François Delfraissy, le 25 mars 2020 dans *Le Figaro*.

12. « Comment concilier mesures sanitaires et rites funéraires ? » lui demande-t-on. Il répond : « Nous soulignons le

problème [dans l'avis], mais nous n'avons pas de réponses», Jean-François Delfraissy, le 25 mars 2020 dans *Le Figaro*.

13. «Nous réfléchissons aux stratégies de post-confinement», Jean-François Delfraissy, le 7 avril 2020 dans le journal *Sud-Ouest*.

14. «J'assume le fait qu'il y a un certain nombre de choses que je ne sais pas et où je ne peux pas donner de réponse, il faut assumer le fait de dire qu'on sait ou qu'on ne sait pas», Jean-François Delfraissy, le 11 mars 2020 sur France Inter.

15. Je suis «un cow-boy de la recherche», Jean-François Delfraissy aux députés, en décembre 2016.

16. «Les personnes les plus âgées sont les plus fragiles quand elles sont touchées par ce virus, d'où les mesures pour protéger nos anciens, d'une vision intergénérationnelle qui doit se mettre en place», Jean-François Delfraissy, le 11 mars 2020 sur France Inter.

17. «La question essentielle, c'est le nombre de formes graves du coronavirus», Jean-François Delfraissy, le 11 mars 2020 sur France Inter.

18. «Il faut être intelligent, garder une forme d'isolement mais ne pas non plus les isoler», Jean-François Delfraissy, le 11 mars 2020 sur France Inter.

19. «On est sans traitement, on est sans vaccin et on n'aura pas de vaccin avant un an», Jean-François Delfraissy, le 12 février 2020 au micro de Jean-Jacques Bourdin sur BFM TV.

20. «Est-ce que ce sera au printemps ou plus tard ? J'ai tendance à penser que ce sera plus tard», Jean-François Delfraissy, le 3 mars 2020, au micro de Guillaume Durand, sur Radio Classique.

21. «On a un essai clinique qui démarre avec deux molécules, on n'est absolument pas certain que ça marche», Jean-François Delfraissy, le 11 mars 2020 sur France Inter.

22. « Je songe à me mettre en retrait [du Comité consultatif national d'éthique dont il est président, par ailleurs] car je considère que là où je peux être le plus utile pour les 2 mois qui viennent [...], c'est dans la réponse au Covid-19 », Jean-François Delfraissy, le 11 mars 2020 sur France Inter.

23. « Mon rôle est de réfléchir à l'impact sociétal des épidémies, d'expliquer ce qu'entend la société française de telle ou telle décision », Laëtitia Atlani-Duault, dans le journal *L'Opinion* en mars 2020, relayé par BFM TV le 16 mars 2020.

24. « Les modèles suggèrent que cela peut être suffisant pour endiguer la première vague de l'épidémie », Simon Cauchemez, le 16 mars 2020 dans le journal *Le Monde*.

25. « Une prescription aussi tardive d'hydroxychloroquine n'a aucune utilité médicale », Franck Chauvin, le 1er avril 2020 dans *Le Canard enchaîné*.

26. « Le Conseil scientifique est composé de onze membres, tous internationalement reconnus dans leur domaine d'expertise », site internet de l'Élysée.

Scandale 4. Aïe aïe aïe, certains experts n'ont vraiment pas peur des conflits d'intérêts

1. « Nous sommes un groupe de personnes indépendantes », Denis Malvy, le 18 mars 2020 sur France Inter.

2. « Dès le troisième ou le quatrième jour après la création du Conseil scientifique, j'ai demandé à ce que chacun d'entre nous dépose une DPI », Jean-François Delfraissy sur Mediapart, relayé par Thau Info le 22 avril 2020.

3. Le Pr Denis Malvy de Bordeaux a perçu 28 709 euros des laboratoires, depuis 2012 (site EuroforDocs qui s'appuie lui-même sur le site officiel Base Transparence Santé :

https://www.eurosfordocs.fr/metabase/dashboard/2 ?nom_pr_nom_du_professionel=MALVY %20Denis).

4. « Il y a normalement une période de quatorze jours pendant laquelle les déclarations ne sont pas rendues publiques. J'ai appelé pour qu'on les publie immédiatement », Jean-François Delfraissy sur Mediapart, relayé par Thau Info le 22 avril 2020.

5. Le Pr Yazdan Yazdanpanah de Paris-Bichat a touché 133 695 euros, lui, depuis 2012 aussi (site EuroforDocs qui s'appuie lui-même sur le site officiel Base Transparence Santé https://www.eurosfordocs.fr/metabase/dashboard/2?nom_pr_nom_du_professionnel=YAZDANPANAH%20Yasdan&nom_pr_nom_du_professionel=YAZDANPANAH%20Yazda&nom_pr_nom_du_professionel=YAZDANPANAH%20Yazdan&nom_pr_nom_du_professionel=YAZDANPANAH%20Zazdan).

6. « Depuis 2017, j'ai arrêté mes liens avec les laboratoires », Yazdan Yazdapanah à Médiapart et relayé par *Marianne* le 3 avril 2020.

7. Le Pr Bruno Lina de Lyon, 23 892 euros, en huit ans également (site EuroforDocs qui s'appuie lui-même sur le site officiel Base Transparence Santé https://www.eurosfordocs.fr/metabase/dashboard/2 ?nom_pr_nom_du_professionel=LINA%20Bruno).

8. Les firmes pharmaceutiques ont versé à Bruno Lina quasiment 24 000 euros. Sanofi, pour ne citer que lui, aligne 17 521 euros pour le virologue (site EuroforDocs qui s'appuie lui-même sur le site officiel Base Transparence Santé : https://www.eurosfordocs.fr/metabase/ dashboard/2 ?nom_pr_nom_du_professionel=LINA %20 Bruno).

9. Le Pr Denis Malvy de Bordeaux a perçu 28 709 euros des laboratoires depuis 2012 (site EuroforDocs qui s'appuie lui-même sur le site officiel Base Transparence Santé :

https://www.eurosfordocs.fr/metabase/dashboard/2 ?nom_pr_nom_du_professionel=MALVY %20Denis).

10. « Il doit y avoir un aller-retour, une chambre d'hôtel une fois, une invitation, à l'occasion », Denis Malvy, dans le journal *Marianne* du 3 avril 2020.

11. « C'est beaucoup quand même, ça m'étonne », Denis Malvy, dans le journal *Marianne* du 3 avril 2020.

12. « … un règlement intérieur qui permettra de savoir quelle est la règle pour les gens avec des liens d'intérêt », Jean-François Delfraissy, interrogé par Mediapart, le 31 mars 2020.

13. Pr Jean-Philippe Spano, cancérologue à Paris-Pitié-Salpêtrière a reçu 325 406 euros de l'industrie pharmaceutique, dont 7 896 euros de Gilead.

14. Karine Lacombe a touché 212 209 euros de l'industrie pharmaceutique, dont 28 412 euros de Gilead et 45 211 euros d'Abbvie.

Scandale 5. Un confinement qui confine à la bêtise

1. *Par le bout du nez*, titre de la pièce de théâtre vue par les Macron le 6 mars, relayé par *Gala* le 7 mars 2020.

2. « La vie continue. Il n'y a aucune raison, mis à part pour les populations fragilisées, de modifier nos habitudes de sortie », Jean-Marc Dumontet, propriétaire du théâtre Saint-Antoine, le 7 mars 2020 sur Twitter.

3. « En termes de risques pour la France, des analyses de risques d'importation sont modélisées régulièrement par des équipes de recherche. Le risque d'importation depuis Wuhan est modéré. Il est maintenant pratiquement nul puisque la ville, vous le savez, est isolée. Les risques de

cas secondaires autour d'un cas importé sont très faibles. Et les risques de propagation dans la population sont très faibles », Agnès Buzyn, le 24 janvier 2020 en point presse.

4. Alors qu'on apprend, aussi, que les deux premiers infectés, le Chinois et l'instituteur, sont « dead », comme l'avait si joliment dit Sibeth Ndiaye de Simone Veil (« Yes la meuf est dead ». Selon *Le Canard enchaîné*, c'est le SMS qu'aurait envoyé Sibeth Ndiaye à un journaliste qui lui demandait de confirmer la mort de Simone Veil).

5. La décision de maintenir le match a été prise « en arbitrage avec Gérard Collomb », 15 mars 2020 dans *Gala*.

6. J'étais « interloquée de voir les gens se masser les uns contre les autres », Brigitte Macron, 16 mars 2020 dans *Le Parisien*.

7. « Cette histoire de décret [sur un confinement de la population] était une *fake news* », Sibeth Ndiaye, le 16 mars 2020 sur France Inter.

8. « Il n'y aura pas de problème d'approvisionnement sur l'alimentation », Didier Guillaume, le 16 mars sur CNews.

9. Les entreprises du BTP sont « défaitistes », Muriel Pénicaud, le 18 mars sur LCI.

10. « Rejoignez la grande armée de l'agriculture française ! », Didier Guillaume, le 24 mars 2020 sur BFM TV.

Scandale 6. La chloroquine, qui dit que c'est efficace ?... à part la moitié de la planète ?

1. Ces résultats sont « extrêmement préliminaires. Ils ne répondent pas aux critères classiques de l'évaluation d'un

médicament », Jean-François Delfraissy, le 18 mars 2020 dans le JT de France 2.

2. « Plus nous agirons ensemble et vite, plus nous surmonterons cette épreuve », Emmanuel Macron, le 16 mars 2020 lors de son allocution.

3. « Ce qui se passe à Marseille, à mon avis, est absolument scandaleux », puis, ajoute-t-elle, plus loin, parlant de la chloroquine : « On ne peut pas, comme ça, maintenant, la donner à n'importe qui, dans n'importe quelles conditions. Je pense que c'est extrêmement dangereux. [...] Et je suis très peinée que des scientifiques de renom comme mes collègues de Marseille se soient engagés dans une action de ce type-là », Karine Lacombe, le 23 mars 2020 dans le JT de 13 heures de France 2.

4. « J'ai refusé pour garder ma liberté de m'exprimer où je voulais », Karine Lacombe, le 2 avril 2020 dans le journal *Gala*, relayé par le journal *Voici*.

5. « Il est autorisé d'administrer cette molécule contre le Covid-19 à l'hôpital uniquement, et seulement aux cas graves », décret du 27 mars 2020.

Scandale 7. Certains savaient...

1. « Quand j'ai quitté le ministère, je pleurais parce que je savais que la vague du tsunami était devant nous », Agnès Buzyn, le 17 mars 2020 dans le journal *Le Monde*.

2. « Je pense que j'ai vu la première ce qu'il se passait en Chine », Agnès Buzyn, le 17 mars 2020 dans le journal *Le Monde*.

3. « Le 20 décembre, j'ai alerté le directeur général de la Santé », Agnès Buzyn, le 17 mars 2020 dans le journal *Le Monde*.

4. « Le 11 janvier, j'ai envoyé un message au président sur la situation », Agnès Buzyn, le 17 mars 2020 dans le journal *Le Monde*.

5. « Le risque d'importation [du virus] depuis Wuhan est quasi nul », Agnès Buzyn, le 24 janvier 2020 en point presse.

6. Le 30 janvier, elle dit : « J'ai averti Édouard Philippe que les élections ne pourraient sans doute pas se tenir », Agnès Buzyn, le 17 mars 2020 dans le journal *Le Monde*.

7. « La vague du tsunami était devant nous », Agnès Buzyn, le 17 mars 2020 dans le journal *Le Monde*.

8. Il est « impossible de laisser passer sans rien relever », Jean-Luc Mélenchon, le 17 mars 2020 sur Twitter.

9. Ces propos sont « effarants », Marine Le Pen, le 17 mars 2020 sur Twitter.

10. « Elle confie donc aujourd'hui qu'elle a menti publiquement dans l'exercice de ses fonctions », David Assouline, le 17 mars 2020 sur Twitter.

11. « Au moment où elle m'a dit ça, beaucoup de médecins n'étaient pas d'accord avec elle, beaucoup de médecins pensaient qu'il ne s'agissait pas d'une épidémie qui produirait son effet à ce moment, ou qui aurait cet impact », Édouard Philippe, le 17 janvier 2020 dans le JT de France 2.

12. « La France n'est pas prête », note « confidentielle » de Jérôme Salomon à Emmanuel Macron, du 5 septembre 2016, rendue publique parmi les 20 000 courriels piratés puis partagés par WikiLeaks, les « MacronLeaks », selon le journal *L'Opinion*.

13. Jérôme Salomon souligne le « manque de réactivité et de capacités d'adaptation », ainsi que les difficultés d'accueil « en milieu hospitalier, en particulier si l'afflux de victimes est important », note « confidentielle » à Emmanuel Macron, du 5 septembre 2016 rendue

publique parmi les 20 000 courriels piratés puis partagés par WikiLeaks, les « MacronLeaks », selon le journal *L'Opinion*.

14. « L'absence de maîtrise de gestes basiques d'hygiène : [...] port du masque généralisé en Asie et quasi inconnu en France ! », « une triste et caricaturale confirmation du paradoxe français », mail de Jérôme Salomon à Emmanuel Macron du 11 janvier 2017. Info relayée par le journal *Le Monde* le 20 mars 2020.

15. « Pour rassurer les Français, c'est vraiment le modèle de la grippe », Jérôme Salomon, le 22 janvier 2020 sur BFM TV.

16. Jérôme Salomon « a commencé à envoyer des textos alarmants à ses collègues médecins : « La vague arrive ! », « On va se prendre la vague ! », révélé par *Le Monde* le 20 mars 2020.

17. « D'abord je n'ai pas besoin de vérifier que la France soit prête, la France est prête ! Et elle est prête parce que nous avons un système de santé extrêmement solide », Olivier Véran, le 18 février 2020 sur France Inter.

18. « Il n'y aura pas un seul département français qui ne sera pas équipé pour faire face à la menace épidémique », Olivier Véran, le 23 février 2020 dans le JT de France 2.

19. « L'hôpital français est prêt. La médecine de ville est prête. Nous faisons en sorte de fournir tout le matériel nécessaire », Olivier Véran, le 3 mars 2020 sur BFM TV.

20. « Ils auront des masques FFP2, c'est-à-dire des masques à haut niveau de technicité, qui leur seront donnés », « C'est immédiat ! », Olivier Véran, le 10 mars 2020 sur Europe 1.

21. « Notre stock va se finir d'ici 3 jours », un médecin du Val-d'Oise, le 16 mars 2020 dans le JT de TF1.

22. « On a besoin, pour les libéraux, en France, d'au moins un million de masques par jour », Bernard Huynh, porte-parole de la Fédération des médecins de France, le 16 mars 2020 dans le JT de TF1.

23. « Nous serons là. Nous leur devons des masques, du gel, tout le matériel nécessaire et nous y veillons, et y veillerons. Des masques seront livrés dans les pharmacies dès demain soir. Dans les 25 départements les plus touchés. Mercredi, pour le reste du territoire national », Emmanuel Macron, le 16 mars 2020 lors de son allocution.

24. « Dans certains services, le personnel de santé n'a pas les moyens de se protéger. Mais où sont donc ces masques ? », Gilles Bouleau, le 18 mars 2020 dans le JT de TF1.

25. « Je vous annonce ce matin que je procède à un nouveau déstockage de masques », Olivier Véran, le 20 mars 2020, à Jean-Jacques Bourdin sur BFM TV.

26. « Nous étions un pays, hélas, qui n'était pas préparé, du point de vue des masques et des équipements de protection », Olivier Véran, le 20 mars 2020 à l'Assemblée nationale.

27. « La France est prête ! Et elle est prête parce que nous avons un système de santé extrêmement solide », Olivier Véran, le 18 février 2020 sur France Inter.

28. Porter un masque, pour les Français, « ça peut même être contre-productif », Sibeth Ndiaye, le 20 mars 2020 en conférence de presse.

29. « Le Président ne porte pas de masque, parce qu'il n'y en a pas besoin lorsqu'on respecte la distance de protection », Sibeth Ndiaye, le 25 mars 2020 en point presse.

Scandale 8. Y a-t-il un pilote dans l'avion France ?

1. « Macron dit que c'est la guerre, mais il a nommé le général Gamelin, très bien sur le papier, mais inadapté au terrain », déclaration d'un ponte de l'AP-HP, resté anonyme, dans *Le Canard enchaîné* du 25 mars 2020.

2. « À ce stade, il n'y pas d'épidémie au sens médical du terme », Sibeth Ndiaye, le 2 mars 2020 sur France Info

3. « Compte tenu de l'évolution de la crise du coronavirus, le Président a décidé de modifier son agenda cette semaine afin de se concentrer pleinement sur le suivi de la gestion de la crise », annonce de l'Élysée le 2 mars 2020.

4. « Nous ne sommes pas en épidémie, nous faisons face à une menace épidémique qui se rapproche », Olivier Véran, le 3 mars 2020 sur BFM TV.

5. Il faudrait imposer « une moyenne de la moitié des personnels en permanence » dans les établissements, lettre de Jean-Michel Blanquer aux recteurs, le 15 mars 2020, visible sur le site du ministère de l'Éducation nationale.

6. « Tributaire de l'évolution de l'épidémie [...]. C'est le scénario privilégié », Jean-Michel Blanquer dans les colonnes du *Parisien*, le 22 mars 2020.

7. « À partir du 11 mai, nous rouvrirons progressivement les crèches, les écoles, les collèges et les lycées », Emmanuel Macron, le 13 avril 2020 dans son allocution.

8. « Les hôpitaux français sont toujours prêts. Nous avons un hôpital, qui est un bijou ! Un bijou ! », Olivier Véran, le 3 mars 2020 sur BFM TV.

9. « On n'est pas prêts, pas du tout ! », secrétaire général de la CGT à l'hôpital de la Pitié-Salpêtrière le 3 mars 2020 dans le JT.

10. « Il ne s'agit plus de se demander si ce qui se produit en Italie va arriver chez nous, mais quand », ajoutant : « Il faut arrêter de dire qu'ailleurs le système administratif ou de santé est différent. Ce qui est arrivé aux autres va nous arriver », professeure Anne-Claude Crémieux, le 12 mars 2020, sur le plateau de « C dans l'air ».

11. « La règle générale est claire et simple : restez chez vous ! C'est ainsi que vous pourrez aider à stopper la propagation du virus. C'est ainsi que vous pourrez venir en aide à nos personnels soignants et à notre système de santé », Christophe Castaner, le 17 mars 2020 en conférence de presse.

12. « Nous demandons fermement aux Français de rester chez eux », Édouard Philippe, le 17 mars 2020 pendant le JT de 20 heures de France 2.

13. La ministre est « scandalisée » quand un syndicat « dit aux entreprises d'arrêter d'aller bosser », Muriel Pénicaud, le 19 mars 2020 sur LCI.

14. « Restez chez vous ! », Jérôme Salomon, le 20 mars 2020 lors du point presse.

15. « Ce que révèle cette pandémie, c'est qu'il est des biens et des services qui doivent être placés en dehors des lois du marché », Emmanuel Macron, le 12 mars 2020 dans son allocution.

16. « Aucune entreprise ne doit mettre la clé sous la porte [...]. Nous avons des instruments à notre disposition pour soutenir nos grandes entreprises industrielles, dont certaines ont perdu beaucoup de valeur au cours des derniers jours. Nous pouvons prendre des participations. Nous pouvons recapitaliser. Nous pouvons le cas échéant nationaliser. Nous nous tenons prêts à recourir à tous ces instruments », Bruno Le Maire, le 18 mars 2020 lors de la présentation du projet de loi de finances rectificative.

17. « Pas de problème d'approvisionnement de l'alimentation [...] il n'y a pas et il n'y aura pas de pénurie alimentaire en France face à la propagation du coronavirus », Didier Guillaume, le 16 mars 2020 sur CNews.

18. « Peut-être que certaines gammes de produits ne seront pas toutes là. Si vous voulez acheter des spaghettis, vous n'aurez peut-être pas toute la gamme de spaghettis, pas toutes les marques, pas toutes les tailles de spaghettis. » « Les Françaises et les Français pourront s'alimenter sans problème », Didier Guillaume, le 16 mars 2020 sur CNews.

19. « Des scènes de cohue, des files de chariots prêts à être remplis dès l'ouverture et des bousculades en Seine-Saint-Denis ou dans les Yvelines ce mardi 17 mars. Mardi matin, les clients se sont précipités dans les supermarchés par peur de manquer », commentaire sur images d'une journaliste, le 17 mars 2020 dans un sujet du JT de TF1.

20. « J'invite tous les salariés des entreprises [...] à se rendre sur leurs lieux de travail [...] dans des conditions de sécurité sanitaire maximales », Bruno Le Maire, le 18 mars 2020 sur BFM Business.

21. « Il commence à y avoir une tension dans un certain nombre de supermarchés, dans un certain nombre de commerces, en matière de salariés », Bruno Le Maire, le 18 mars 2020 en point presse, suite au conseil des ministres.

22. On relève des « difficultés dans la production, immenses pour le secteur de la pêche qui a perdu 50 % de son activité avec la fermeture des restaurants et l'arrêt des exportations », « Le secteur des fruits et légumes est confronté à des problèmes de surproduction », Didier Guillaume, le 8 avril 2020 en conférence de presse.

23. À la question d'Anne-Sophie Lapix « Peut-on se rendre à l'enterrement d'un ami décédé ? », « Ce que je vais dire est terrible, mais nous devons dire non. Même dans ces circonstances, nous ne devons pas déroger à la règle », Édouard Philippe, le 17 mars 2020 dans le JT de France 2.

Scandale 9. Tout et son contraire ?

1. « La vague est là », Emmanuel Macron, le 22 mars 2020 dans le *JDD*.
2. « La vague épidémique qui déferle sur la France [...] est une vague extrêmement élevée », Édouard Philippe le 27 mars 2020 à Matignon.
3. « On est au début d'une crise sanitaire sans précédent », Édouard Philippe, le 17 mars 2020 sur France 2.
4. « Le confinement durera vraisemblablement au moins six semaines à compter de sa mise en place », « Considérer nécessaire un renforcement du confinement », compte rendu du Conseil scientifique le 17 mars 2020.
5. « L'épidémie continuera à tourner et ne sera terminée que quand on aura atteint une immunité de groupe », Jean-François Delfraissy, dans *Le Figaro* du 25 mars 2020.
6. « Le Conseil scientifique mis en place pour éclairer la décision publique dans la gestion de la situation sanitaire liée au Covid-19 y réfléchit », Jean-François Delfraissy, le 18 mars 2020 sur France 2.
7. « S'il faut retarder de quelques jours parce qu'on n'est pas prêt, il faudra retarder de quelques jours », Jean-François Delfraissy, le 15 avril 2020 lors de son audition au Sénat.

8. « La France fait 8 000 tests par jour, et très rapidement devrait passer à 30 000 », Jean-François Delfraissy, le 25 mars 2020 dans *Le Figaro*.

9. « On se demande si une personne positive au Covid-19 sera ensuite protégée contre ce virus. Finalement nous ne savons pas si ces anticorps forment une protection », Jean-François Delfraissy, lors de son audition au Sénat, le 15 avril 2020.

10. « Nous prévoyons une baisse drastique du nombre de nouvelles contaminations », Jean-François Delfraissy, lors de son audition au Sénat, le 15 avril 2020.

11. À la question d'un journaliste « Que pensez-vous de l'hydroxychloroquine et des attentes suscitées par ce médicament ? », « Pour l'instant, pas grand-chose, j'attends les résultats de l'essai Discovery », Françoise Barré-Sinoussi dans *Le Monde* du 24 mars 2020.

12. Il faut attendre « les résultats des essais qui ont été lancés », Françoise Barré-Sinoussi, le 25 mars 2020 sur BFM TV.

13. « Virtuellement, factuellement, des commandes pour du matériel de protection sont passées en nombre bien plus important que les 250 millions de masques que j'ai annoncés », Olivier Véran, le 24 mars 2020 lors des Questions au gouvernement.

14. « La santé est le secteur qui fera l'objet du plus d'attention pour les années à venir », Olivier Véran, le 14 avril 2020 sur RTL.

15. « Ce sont des masques qui seront probablement disponibles, on est en train de regarder pour les questions logistiques, les clés de répartition, les modalités d'attribution, et comment se fournir en masques grand public », Olivier Véran, le 14 avril 2020 sur RTL.

16. « Toutes les possibilités sont à l'étude, nous n'excluons rien », Olivier Véran, le 14 avril 2020 sur RTL.

17. « Ils seront gratuits ? » demande le journaliste. « Écoutez, je n'ai pas la réponse à cette question, j'imagine qu'ils seront donnés à la population, oui », Olivier Véran, le 14 avril 2020 sur RTL.

18. « Un déconfinement général ou par territoires, en fonction des profils épidémiques. » Et puis sur la question de l'immunisation au virus, que les scientifiques estiment qu'il y aurait 10 % de la population qui présenterait à cette date une immunité face au coronavirus » : « Ces chiffres restent des estimations », Olivier Véran, le 14 avril 2020 sur RTL.

19. « Toutes les possibilités sont à l'étude », Olivier Véran, le 14 avril 2020 sur RTL.

20. « Les choses vont se mettre en place progressivement », « Très rapidement ces amendes seront mises en place », « Elles monteront pour tout le monde dans les jours qui viennent », Sibeth Ndiaye, le 17 mars 2020 sur France Info.

21. « Au-delà des recommandations du Conseil scientifique, dont nous allons évidemment nous inspirer […], on va compiler les données, regarder les choses, et annoncer notre décision dans les tout prochains jours », Sibeth Ndiaye, le 26 mars 2020 sur LCI.

22. « La France met tout en œuvre pour en freiner la progression mais il semble peu probable qu'elle échappe au stade de l'épidémie », Sibeth Ndiaye, suite au conseil des ministres du 4 mars 2020.

23. À la question d'un journaliste « Pouvez-vous nous dire ce matin combien de Français et de quelle manière ils vont être rapatriés de Chine dans les prochains jours ? »,

Sibeth Ndiaye répond : « Actuellement notre consulat effectue un recensement pour savoir qui doit partir, et donc pouvoir ajuster le dispositif en fonction. » « On n'a pas encore de chiffres ? » demande encore le journaliste. « Je n'ai pas encore de chiffres à vous communiquer », Sibeth Ndiaye, sur RFI le 28 janvier 2020.

24. La capacité en termes de lits de réanimation sera « considérablement augmentée », Édouard Philippe, le 28 mars 2020 en conférence de presse.

25. « Il va sans dire que si des États voisins (comme le Royaume-Uni) restaient trop longtemps sans procéder à ces mesures de confinement, alors nous aurions du mal à accepter sur notre territoire des ressortissants britanniques », Édouard Philippe, le 17 mars 2020 sur France 2.

26. Il faut « augmenter nos capacités de production nationale », Édouard Philippe, le 2 avril 2020 sur LCI.

27. « Interdire de licencier, je ne crois pas que nous en arrivions là », Édouard Philippe, le 17 mars 2020 dans le JT de France 2.

28. « Nous gérons au mieux les stocks de façon à pouvoir orienter quand c'est nécessaire vers les hôpitaux qui sont sous tension », Édouard Philippe, le 2 avril 2020 sur LCI.

29. « et l'utilisation d'un certain nombre de tests », Édouard Philippe, le 2 avril 2020 sur TF1 et LCI.

30. « L'objectif [...] c'est d'arriver à une forme d'autonomie nationale en matière de production de masques FFP2, dans les plus brefs délais », Édouard Philippe, en séance de Questions au Sénat le 15 avril 2020.

31. « Très probablement, il va falloir organiser les épreuves du bac 2020 d'une façon nouvelle. Soit elles auront lieu en contrôle continu, soit on peut espérer conjuguer à

ce contrôle continu une épreuve organisée à la fin du mois de juin », Édouard Philippe le 2 avril 2020 sur TF1 et LCI.

32. « La logique du confinement doit prévaloir au moins pour le 15 avril, probablement pour plus longtemps », Édouard Philippe, le 2 avril 2020 lors d'une audition parlementaire.

33. « On commence à s'interroger » à propos du déconfinement, Édouard Philippe, le 2 avril sur TF1 et LCI.

34. Il est « probable » qu'il se fera « en une fois, partout et pour tout le monde », « dans les jours, les semaines qui viennent », Édouard Philippe, le 1er avril 2020 à l'Assemblée nationale.

35. « Cela ne passera pas, je pense, par une augmentation des impôts », Édouard Philippe, le 2 avril 2020 sur TF1.

36. « Les indicateurs ne permettent pas de suivre le nombre réel de cas puisque beaucoup de cas sont asymptomatiques ou présentent des symptômes très bénins », directeur général de la Santé en conférence de presse, le 28 mars 2020.

37. « La crise va être longue, les prochains jours vont être particulièrement difficiles », Jérôme Salomon, en point presse le 25 mars 2020.

38. « Il n'y a pas d'objectifs chiffrés de tests en Ehpad », Jérôme Salomon, en point presse le 8 avril 2020.

39. « Un plan massif d'investissement et de revalorisation de l'ensemble des carrières sera construit pour notre hôpital », Emmanuel Macron, lors de son allocution à Mulhouse, le 25 mars 2020.

40. « Très bonne discussion avec @realDonaldTrump. Face à la crise du Covid-19, avec d'autres pays, nous préparons pour les prochains jours une nouvelle initiative

importante», Emmanuel Macron, sur Twitter dans la nuit du 26 au 27 mars 2020.

41. «À partir du 11 mai seront rouverts progressivement les crèches, les écoles, les collèges et les lycées», Emmanuel Macron, lors de son allocution du 13 avril 2020.

42. «Le gouvernement fera le maximum pour apporter toutes les réponses», Emmanuel Macron à Mulhouse, le 25 mars 2020.

43. «Les frontières de la France avec les pays non européens resteront fermées jusqu'à nouvel ordre», Emmanuel Macron, allocution du 13 avril 2020.

44. «Tout ce qui est produit et peut être produit en France ou en Europe est poussé», Emmanuel Macron le 31 mars 2020, lors de la visite d'une usine de masques à Angers.

45. «Pour les professions les plus exposées et pour certaines situations comme dans les transports en commun, son usage pourrait devenir systématique», Emmanuel Macron, dans son allocution le 13 avril 2020.

46. «Notre stratégie est simple, nous passons massivement des commandes», Emmanuel Macron, le 31 mars 2020 à Angers.

47. «Dans les prochaines semaines, avec toutes les composantes de notre nation, je tâcherai de dessiner [le] chemin», Emmanuel Macron, lors de son allocution du 13 avril 2020.

Scandale 11. Méchants Français qui accusent leur gentil gouvernement !

1. «Évitez l'esprit de panique, de croire dans toutes les fausses rumeurs, les demi-experts ou les faux-sachants», Emmanuel Macron, le 16 mars 2020 dans son allocution.

2. « Je crois que nous avons, avec beaucoup de professionnalisme, de détermination et de gravité, regardé cette crise en face et nous avons pris nos responsabilités », « On ne peut pas laisser dire ça, car lorsqu'on regarde la chronologie des faits, depuis l'alerte qui a été lancée au mois de décembre par le gouvernement chinois, nous avons été, je crois, plutôt en anticipation de ce qui s'est passé », Sibeth Ndiaye, sur CNews le 18 mars 2020.

3. « On ne peut pas dire qu'il y a un défaut d'anticipation de cette crise, bien au contraire ! », Sibeth Ndiaye, sur CNews le 23 mars 2020.

4. « Je n'ai aucun doute [...] qu'il y a quelques mois il y avait des gens qui disaient "vous en faites trop" et d'autres qui disaient "vous n'en faites pas assez". Je n'ai aucun doute sur le fait que dans quelques mois lorsque, comme je l'espère, comme je le crois, comme je le sais, nous aurons franchi cette étape et nous aurons terrassé ce virus certains diront "il aurait fallu faire autrement". Toutes ces polémiques, toutes ces contestations, je les accepte, je les connais. Je suis le chef du gouvernement », Édouard Philippe, dans le JT de France 2 le 17 mars 2020.

5. « Ce qui importe là », « le seul combat à mener en ce moment », « contre le virus », « faire en sorte que ce combat soit gagné », loin des « polémiques », Édouard Philippe, dans le JT de France 2 le 17 mars 2020.

6. « On est des Bisounours là. On est sympas délibérément, pas pour être agréables avec le gouvernement, mais pour ne créer ni panique ni polémique », « Des munitions, j'en ai pour quand je sortirai la sulfateuse ! », « petit listing des conneries faites par le gouvernement depuis le début de la crise », Ugo Bernalicis, député LFI, dans le magazine *Gala* du 26 mars 2020.

7. « Aujourd'hui, on travaille matin, midi et soir. La nuit parfois… Le reste, les polémiques, c'est pas le jour et c'est secondaire », Muriel Pénicaud, sur Radio Classique le 18 mars 2020.

8. On aurait « dû être plus prévenants », Christophe Castaner, le 10 avril 2020, relayé par *Le Figaro*.

9. « Quand on mène une bataille, on doit être unis pour la gagner. Et je pense que toutes celles et ceux qui cherchent déjà à faire des procès, alors que nous n'avons pas gagné la guerre, sont irresponsables », Emmanuel Macron, le 25 mars 2020 à Mulhouse, lors de la visite d'une fabrique de masques.

10. « Je compte sur chacun d'entre vous […] pour ne pas céder aux sirènes de la polémique et de la division. La situation est bien trop grave », Olivier Véran, en conférence de presse le 21 mars 2020.

11. « Lorsqu'on engage une guerre, on s'y engage tout entier, on se mobilise dans l'union », Emmanuel Macron, le 25 mars 2020 à Mulhouse.

12. Il faut plaider pour une « union nationale », une « éthique collective », Gilles Le Gendre, France Info le 28 mars 2020.

13. « Nous sommes face à un ennemi qui met à l'épreuve notre cohésion nationale », Christophe Castaner, le 9 avril 2020 lors de son audition par la mission d'information de l'Assemblée nationale.

14. « Macron veut confiner la pensée critique », Jean-Luc Mélenchon, sur Twitter le 25 mars 2020.

15. « C'est très facile de critiquer et de faire en permanence des polémiques sur tout. Moi je suis au quotidien au front pour essayer d'expliquer aux Français ce qu'on vit en ce moment. Ce n'est pas forcément tous les jours évident », Sibeth Ndiaye, le 26 mars 2020 sur LCI.

16. « Nous n'avons absolument pas ignoré ces signaux. J'ai abordé cette crise avec sérieux et gravité dès le début, lorsqu'elle s'est déclenchée en Chine », Emmanuel Macron, dans une interview aux journaux italiens *Corriere della Serra, La Stampa* et *La Repubblica* le 28 mars 2020.

17. « La diffusion de préjugés, la propagation de rumeurs, qui alimentent des débats nébuleux, révèlent les symptômes d'une incontinence verbale hautement contagieuse », Richard Ferrand, dans un tweet le 13 avril 2020.

18. « Le gouvernement a pris ses responsabilités et ne craint pas de rendre des comptes », Sibeth Ndiaye, le 26 mars 2020 sur LCI.

19. « Il n'y a pas de place pour les rivalités politiques, les petits jeux politiques. Honnêtement, ce serait absolument grotesque ! », Bruno Le Maire dans l'émission « En confinement avec Bruno Le Maire », sur BFM TV le 16 avril 2020.

20. « J'ai un principe simple. Quand on mène une bataille, on doit être unis pour la gagner. Et je pense que toutes celles et ceux qui cherchent déjà à faire des procès, alors que nous n'avons pas gagné la guerre, sont irresponsables », Emmanuel Macron, le 31 mars 2020 lors de la visite d'une usine de masques dans le Maine-et-Loire.

21. « On me fait le procès d'il y a quinze jours, mais moi, sur les stocks [de masques], je ne ferai pas le procès de mes prédécesseurs, même si parfois ce serait plus facile », Emmanuel Macron, dans *Le Point* du 16 avril 2020.

22. « L'épidémie recommencera à courir. Et nous devrons être prêts, contrairement à ce qui s'est passé la première fois », « Tout Français devrait les avoir et les porter s'il le souhaite. Aujourd'hui, ce n'est pas le cas », Jean-François Delfraissy, dans le journal italien *La Repubblica* paru le 12 avril 2020.

REMERCIEMENTS

À ma femme Véronique, elle aussi médecin, qui s'est battue à l'hôpital à mes côtés pour la prise en charge des malades lors de l'épidémie. Son soutien indéfectible m'a été très précieux. À mes filles, Laetitia, Lorraine, Aurore et Natacha, qui m'ont soutenu de tout leur amour. Nous avons partagé le confinement avec trois d'entre elles. Ça a été une expérience familiale très riche et intense.

À tous les collègues de mon service et, plus généralement, de mon hôpital, ainsi qu'à tous les cadres, infirmiers, aides-soignants et autres membres du personnel. À tous les médecins, jeunes et moins jeunes et même retraités, qui ont accouru spontanément pour nous aider. Vous avez été fantastiques. C'est la première fois que, devant l'adversité et le danger, j'ai vu autant de dynamisme et de solidarité. Vous avez été redoutablement efficaces pour sauver les malades. Je sais que certains d'entre vous ont eu des doutes et des épisodes d'angoisse. Cependant, même si c'était difficile à voir sous un masque, je n'ai jamais vu, ou deviné, autant de sourires dans l'action. Vous avez incarné une force tranquille et le dévouement. Je suis fier de vous et vous remercie chaleureusement.

Aux médecins généralistes, qui se sont retrouvés en première ligne, sans aucun moyen de protection et à qui, contrairement aux autres pays, on a interdit le traitement. Aux autres soignants de ville. Aux soignants des maisons de retraite (Ehpad), qui ont été abandonnés et ont compté de très nombreuses victimes parmi nos anciens.

À Bertrand Pasquet et Christèle Dumas-Gonnet, ils savent pourquoi.

À Alexandre Wickham, l'éditeur de ce livre, bien sûr, pour ses conseils avisés.

À Gilles Haéri, président d'Albin Michel, pour la confiance qu'il m'a accordée.

À toute l'équipe d'Albin Michel.

À Ambre Bartok qui, avec une rapidité, une énergie incroyable et un grand professionnalisme, m'a aidé dans la rédaction et la mise en forme de ce livre. Tout s'est fait dans l'urgence. Sans elle, je n'y serais pas arrivé. À ses enfants, Adam, Meryl et Ruben, enfermés dans l'appartement avec leur maman pendant la rédaction, et que j'entendais s'agiter lors de nos échanges téléphoniques. Merci aussi à son mari, qui a assumé avec brio.

Merci enfin à tous les Français d'avoir résisté dans le calme, malgré l'abandon des pouvoirs publics.

Du même auteur :

La Vérité sur la maladie de Lyme, Odile Jacob, 2019.
Crypto-infection : The truth about Lyme disease and other hidden infections, Hammersmith, 2020.

PAPIER À BASE DE FIBRES CERTIFIÉES

Le Livre de Poche s'engage pour l'environnement en réduisant l'empreinte carbone de ses livres. Celle de cet exemplaire est de :
200 g éq. CO_2
Rendez-vous sur www.livredepoche-durable.fr

Composition réalisée par Belle Page

Achevé d'imprimer en France par
CPI BRODARD & TAUPIN (72200 La Flèche)
en décembre 2020
N° d'impression : 3041569
Dépôt légal 1re publication : janvier 2021
LIBRAIRIE GÉNÉRALE FRANÇAISE
21, rue du Montparnasse – 75298 Paris Cedex 06

23/1422/6